fte zur Zeitschrift „Der Unfallchirurg“

rausgegeben von:
Schweiberer und H. Tscherne

277

Springer
Berlin
Heidelberg
New York
Barcelona
Hongkong
London
Mailand
Paris
Singapur
Tokio

Felix Bonnaire

Neue Aspekte zur Biomechanik und Osteosynthese von Schenkelhalsfrakturen

Postoperative Hüftkopfperfusion, Hämarthros, Knochenqualität und Osteosynthesestabilität

Mit 62 Abbildungen in 84 Einzeldarstellungen

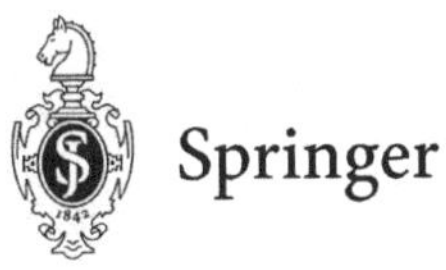 Springer

Reihenherausgeber
Professor Dr. Leonhard Schweiberer
Direktor der Chirurgischen Universitätsklinik München Innenstadt
Nußbaumstraße 20, D-80336 München

Professor Dr. Harald Tscherne
Medizinische Hochschule, Unfallchirurgische Klinik
Carl-Neuberg-Straße 1, D-30625 Hannover

Autor
Priv.-Doz. Dr. Felix Bonnaire
Klinik für Unfall-, Wiederherstellungs- und Handchirurgie
Städtisches Klinikum Dresden – Friedrichstadt
Friedrichstr. 41, 01067 Dresden

ISSN 0945-1382
ISBN-13:978-3-540-66744-5   e-ISBN-13:978-3-642-59714-5
DOI: 10.1007/978-3-642-59714-5

Springer-Verlag Berlin Heidelberg New York

Die Deutsche Bibliothek – CIP-Einheitsaufnahme
[**Der Unfallchirurg / Hefte**] Hefte zur Zeitschrift „Der Unfallchirurg". – Berlin ; Heidelberg ;
New York ; Barcelona ; Hongkong ; London ; Mailand ; Paris ; Singapur ; Tokio ; Springer.
Früher Schriftenreihe
Reihe Hefte zu: Der Unfallchirurg – Bis 226 (1992) u.d.T.: Hefte zur Unfallheilkunde
ISSN 0945-1382
Bonnaire, Felix: Neue Aspekte zur Biomechanik und Osteosynthese von Schenkelhalsfrakturen:
postoperative Hüftkopfperfusion, Hämarthros, Knochenqualität und Osteosynthesestabilität /
Felix Bonnaire. – Berlin ; Heidelberg ; New York ; Barcelona ; Hongkong ; London ; Mailand ; Paris ;
Tokio : Springer 2000
(Hefte zur Zeitschrift „Der Unfallchirurg": H. 277)
ISBN-13:978-3-540-66744-5   e-ISBN-13:978-3-642-59714-5

Springer-Verlag ist ein Unternehmen der Fachverlagsgruppe BertelsmannSpringer
© Springer-Verlag Berlin Heidelberg 2000

Umschlaggestaltung: Design & Production GmbH, 69121 Heidelberg
Satz: FotoSatz Pfeifer GmbH, 82166 Gräfelfing
Gedruckt auf säurefreiem Papier   SPIN: 10751954   24/3135 – 5 4 3 2 1 0

Vorwort

Die mediale, intrakapsuläre Schenkelhalsfraktur ist die klassische „unsolved fracture", wobei sich die Aspekte in der Betrachtungsweise des Problemkreises seit Nicolls Arbeit mit selbigem Titel aus dem Jahre 1963 wesentlich verändert haben. Damals standen vor allem die Pseudarthrosen als Hauptkomplikationen im Mittelpunkt des Interesses. Dass die Heilung dieser Frakturen nach Osteosynthesen mit „dynamischen" Schraubensystemen mit gutem funktionellen Ergebnis die Regel ist, wird heute niemand mehr bestreiten.

Das gegenwärtige Hauptproblem ist die avaskuläre Hüftkopfnekrose (AHN), sowohl nach funktioneller Behandlung von impaktierten, stabilen Brüchen als auch nach Osteosynthese von dislozierten, instabilen Frakturen. Schon bei dieser Feststellung werfen sich die ersten Fragen zur Genese dieser typischen Komplikation auf. Nach den bisherigen Vorstellungen und anatomischen Studien ist eine Hüftkopfnekrose nur bei dislozierten Frakturen mit Verletzung der Epiphysengefäße zu erwarten.

Nach konservativer Behandlung von stabilen Frakturen kommt es in 11–18% der Fälle zu Hüftkopfnekrosen. Was ist die Ursache dieser Nekrosen und warum entsteht nicht in jedem Fall bei dislozierten Frakturen mit Frakturverlauf durch den Eintritt der Epiphysengefäße in den Oberschenkelkopf eine Nekrose? Gibt es Revaskularisationsphänomene und wie kann man sie darstellen? Diese Fragen, ebenso wie die Frage nach der Rolle des Osteosyntheseimplantates für Stabilität und Vaskularisation, sind neben der Perfusionsstörung durch das Hämarthros in der Kapsel in diesem Themenkomplex immer wieder Anlass für lebhafte Diskussionen, die am Ende meist ohne wissenschaftliche Absicherung mit weiteren offenen Fragen enden.

Trotz der Brisanz des Themas ist derjenige, der sich mit dem Thema langfristig auseinander setzt, immer wieder überrascht, wie wenig fundiertes Wissen und harte, wissenschaftlich untermauerte Fakten bekannt sind.

So wird zum Beispiel immer noch diskutiert, ob der Operationszeitpunkt für die Prognose des Hüftkopfes eine Rolle spielt oder nicht, obwohl europäische Arbeiten dies eindeutig und statistisch abgesichert nachweisen konnten. Im angloamerikanischen Medizinsystem sind Sofortoperationen in diesen Fällen nicht üblich oder machbar und damit Vergleiche zu den Ergebnissen der Operationen innerhalb der ersten Stunden nach dem Unfall nicht möglich. Die Rolle des Hämarthros für die Entwicklung einer AHN wird trotz vieler Publikationen zu diesem Thema immer wieder in Frage gestellt und man versucht immer wieder, ein spezielles Implantat in den Zusammenhang der Problemlösung zu bringen, ohne Prinzipien zu hinterfragen und zu postulieren.

Die Entwicklung der Bevölkerungsstruktur mit voraussichtlicher Zunahme der hüftgelenknahen Frakturen in Deutschland auf das 3fache (von 46 (1987) auf 138 (2010) pro 100.000 Einwohner) und die zunehmende Verknappung der finanziellen Ressourcen führen dazu, dass dieser Themenkomplex ein volkswirtschaftliches Problem darstellt.

Die bisherige Einstellung vieler Chirurgen, Unfallchirurgen und Orthopäden: der „alte" Patient bekommt eine Prothese und der „junge" Patient eine Osteosynthese, muss nicht nur vor dem Hintergrund finanzieller Überlegungen und epidemiologischer Daten hinterfragt werden. Neuere Ergebnisse mit prospektiver und randomisierter Studienplanung führen, wie von Burns u. Mitarbeitern 1999 mitgeteilt, zu dem Schluss, dass die Prothese nicht die bessere Lösung für den alten Patienten darstellt.

In den skandinavischen Ländern wie Dänemark oder in Finnland, wo Falch et al. schon 1985 eine 5fache Steigerung dieser Frakturen vorausgesagt hatten, sind diese Überlegungen bereits umgesetzt und die Osteosynthese ist auch beim "alten Menschen" oft die Therapie der Wahl. Auch in Ungarn, wo von Manninger und Mitarbeitern systematische, wissenschaftlich kontrollierte Studien betrieben wurden, ist die Osteosynthese so weit perfektioniert, dass sie auch für ältere Patienten als Standardverfahren gelten kann.

Umso mehr müssen wissenschaftliche Grundlagen zur optimalen Behandlung den rationalen Denkansatz in der Lösung der zukünftigen volkswirtschaftlichen und medizinischen Aufgaben bilden.

Das vorliegende Heft soll der Klärung einiger wesentlicher Punkte dienen. Die experimentellen und diagnostischen Ergebnisse dieser Untersuchungen wurden durch eine prospektive eigene, und eine von mir mitbetreute AO-Sammelstudie über diese Frakturen parallel verfolgt und im Wesentlichen bestätigt, so dass sich experimentelle Daten und klinische Ergebnisse decken.

Durch gute Zusammenarbeit mit Rettungsleitstelle, Anästhesie und der Forderung der Unfallchirurgen nach einer dringlichen Operation ist es in Freiburg gelungen, bei 62% der Patienten Osteosynthesen in den ersten 6 h nach Eintritt der Fraktur durchzuführen. In 88% erfolgte die Operation innerhalb der ersten 24 h. Die Operation innerhalb von 24 h nach dem Trauma verringerte das Risiko für eine asymptomatische Teilnekrose um die Hälfte, innerhalb der ersten 6 h auf 1/4 aller Vollnekrosen späterer Operationen.

Mit diesen Vorbemerkungen sei mir erlaubt, Ihnen eine Einstimmung in das kontroverse Thema zu geben. Gleichzeitig möchte ich meinen Dank an all jene an dieser Stelle zum Ausdruck bringen, die es mir möglich gemacht haben, mich über Jahre intensiv mit diesem Thema zu beschäftigen, die Ergebnisse zusammen zu erarbeiten und auch umzusetzen. An dieser Stelle darf der Name meines langjährigen unfallchirurgischen Lehrers Herrn Prof. Dr. med. Eugen H. Kuner nicht fehlen. Er hat meine Untersuchungen stets vorbehaltlos unterstützt und die Ergebnisse frühzeitig und mit großem persönlichem Einsatz in seine Klinik implementiert. Das hat uns in Freiburg bezüglich dieser Problemfraktur einen Schritt vorwärts gebracht.

Freiburg, 17.12.1999 *Felix Bonnaire*

Inhaltsverzeichnis

1 Einleitung

1.1
Historisches

Sir Ashley Cooper (1822), der als Chirurg und Anatom am Guy's Hospital und an der Medical School in London praktizierte und lehrte, bezeichnete die mediale Schenkelhalsfraktur als unheilbar („prevented from uniting").

Der deutsche Anatom Johann Hyrtl (1856) erkannte bereits die beiden wesentlichen Probleme bei dieser Fraktur, nämlich

- das Problem der „Gefäßarmut des abgebrochenen Schenkelkopfes" mit der Unterbrechung der Durchblutung des Kopffragmentes nach eingetretener Fraktur und
- das mechanische Problem bei einem instabilen Bruch an einer exzentrisch belasteten Skelettregion „mit der Unmöglichkeit, die Bruchenden dauernd in Kontakt zu halten".

Da eine erfolgreiche konservative Behandlung ausgeschlossen schien, versuchte von Langenbeck (1858) einen Schenkelhalsbruch offen einzurichten und mit einem Nagel zu verbolzen. Senn (1881) war der Erste, der eine Schenkelhalsfraktur zu verschrauben versuchte. Auf Grund fehlender Asepsis, biologischer Inkompatibilität und mechanischer Instabilität der Implantate waren diese Versuche zum Scheitern verurteilt. Nicolaysen (1897) versuchte eine extraartikuläre Nagelung mit einem Dreikantnagel und immobilisierte zusätzlich das Hüftgelenk mit einem Bein-Becken-Rumpfgips (nach Raaymakers 1988). Delbet (1919) verbolzte im gleichen Jahr den Schenkelhalsbruch mit einem Fibulasegment. Ein durchschlagender Erfolg konnte jedoch mit diesen Methoden nicht erreicht werden, so dass Kocher (1896) die Entfernung des Oberschenkelkopfes empfahl. Aber auch diese Operation hinterließ i. d. R. ein unbefriedigendes Ergebnis. Auch Davis Operationen aus dem Jahre 1900 mit einer Holzschraubenosteosynthese zur Behandlung von nicht heilenden Frakturen waren nicht erfolgreich.

Nach der Jahrhundertwende stellte Codevilla (1904) erstmals eine am Knochen angreifende Extension zur Behandlung der Coxa vara vor. 1907 war es Steinmann, der seine Nagelextension am Knochen vorschlug, um eine langfristige Ruhigstellung der Schenkelhalsfraktur unter Extension und Innenrotation mit Abduktion zu ermöglichen. Böhler schreibt 1938, dass eine Ausheilung der Schenkelhalsfraktur im Zugverband nur möglich sei, wenn mindestens 6 Monate extendiert wird.

Bei älteren Patienten verbietet sich diese lange Ruhigstellung wegen der Gefahr der Entwicklung von Dekubitalulcera, Pneumonien, Thrombosen, Lungenembolien und Harnwegsinfekten.

Im Jahre 1936 fasste Professor Hohenegg in Graz die Situation in seiner Vorlesung wie folgt zusammen: „Der Schenkelhalsbruch ist eine Verletzung älterer Leute und meist der Anfang vom Ende. Die meisten Verletzten sterben an Pneumonie, Urosepsis oder Dekubitus. Um dieses bittere Ende zu vermeiden, müssen Sie trachten, die Leute aus dem Bett zu bringen. Der Verletzte wird nie mehr ordentlich gehen können. Wenn Sie ihm aber das Leben retten, werden Sie Ihr Möglichstes getan haben" (nach Ehalt 1987).

Whitman (1925) propagierte die Behandlung im Brust-Becken-Bein-Gipsverband und konnte mit dieser Methode erstmals ein größeres Kollektiv von konservativ erfolgreich behandelten Patienten vorstellen. Das Bein wurde über Zug in Abduktion und Innenrotation fixiert und in einem Brust-Becken-Bein-Gipsverband ruhig gestellt. Dieser Gipsverband musste für mindestens 6 Monate lang getragen werden. Auf diese Art und Weise kam es bei der Hälfte der Überlebenden zur Bruchausheilung. Die übrigen Patienten entwickelten eine Pseudarthrose. Immerhin konnte er nachweisen, dass eine Bruchheilung an dieser Lokalisation möglich war, wenn auch unter einem extrem hohen Preis.

1.1.1
Osteosynthese

Smith-Petersen (1925) entwickelte die erste erfolgreiche operative Behandlung des Schenkelhalsbruches mit einem im Querschnitt sternförmigen Nagel (dem sog. Dreilamellennagel). Eine Weiterentwicklung dieses Nagels wurde von Johannsson (1932) mit einem Führungsdraht für den Nagel angegeben. Weitere Verbesserungen der Implantate, die eine Verbindung des Nagels im Schenkelhals mit einer seitlich am proximalen Femur aufliegenden Platte ermöglichten, wurden von Thornton (1937), Böhler (1938), Jewett (1941) und vielen anderen angegeben. Die fieberhafte Suche nach einem idealen Implantat für diesen Bruch ging weiter und spiegelt sich in der Tatsache, dass bis 1974 96 Implantate vorgestellt wurden (Tronzo 1974). 1935 wurden von Pauwels grundlegende Arbeiten zur mechanischen Belastung vorgelegt mit der Zusammenfassung: Der Schenkelhalsbruch stellt ein mechanisches Problem dar. Er unterschied stabile von instabilen Brüchen und je nach Hergang und Stellung des Beines beim Unfallgeschehen nach Abdukti-

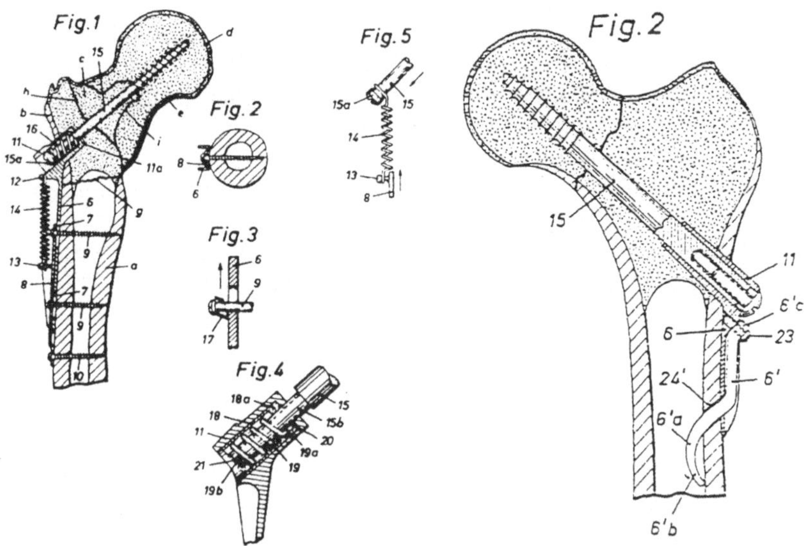

Abb.1.1 Konstruktionszeichnung von Pohl für das Patent Nr. 918531 beim Deutschen Patentamt (1951). 1959 verbesserte er sein Modell durch eine Stärkere Schraube mit Kompressionsvorrichtung, speziell für die mediale Schenkelhalsfraktur (Nr. 1071285, rechts)

ons- und Adduktionsfrakturen. Putti (1942) bevorzugte die Schraubenosteosynthese gegenüber der starren Nagelosteosynthese. Zilch u. Naseband (1980) untermauerten die hohe Wertigkeit der Schraubenosteosynthese durch mechanische Untersuchungen nach Osteosynthesen mit Spongiosazugschrauben zur Stabilisierung des Schenkelhalses.

Der Entwicklungsingenieur von Gerhard Küntscher, Ernst Pohl (1951) entwickelte die erste nicht sperrende Verbindung zwischen einer großkalibrigen Schraube im Schenkelhals- und Kopffragment als zentralem Kraftträger und einer lateraler Verankerungsplatte. Die Schraube konnte in der mit einem festen Winkel an der Platte fixierten Gleitzylinder, der von ihm als „Lasche" bezeichnet wurde, mit dem proximalen Fragment nach distal gleiten. So erlaubt der Mechanismus eine dynamische Selbstkompression der Fraktur (Abb. 1.1).

Dieses Prinzip wurde nach der Publikation erster Ergebnisse nach Anwendung bei pertrochanteren Frakturen durch Schumpelick u. Jantzen (1955) im Journal of Bone and Joint Surgeons in Deutschland vollständig vergessen, aber in den USA als „sliding hip screw" von der Firma Richards in modifizierter Form übernommen und eingeführt. Unter dem Namen „Richards Compression Screw" wurde eine zusätzliche Möglichkeit der intraoperativen Impaktierung der Fraktur durch eine Kompressionsschraube ermöglicht, die Pohl (1951) schon zur Behandlung medialer Schenkelhalsfrakturen vorgeschlagen hatte. Im weiteren Verlauf wurde dieses Modell durch die Arbeitsgemeinschaft für Osteosynthesefragen (AO) mit einem seitlichen Anschliff versehen, um die ursprünglich runde Schraube so gegen Rotation im Gleitzylinder zu sichern.

Die 130°-Winkelplatte wurde von der AO-Gruppe entwickelt als ein Implantat mit einer starren Verbindung von lateraler Verankerungsplatte und zentralem Kraftträger im Schenkelhals, das eine hohe Stabilität mit Rotationssicherung des Kopffragmentes erzielt. Durch eine zusätzliche, kranial im Schenkelhals eingebrachte große Zugschraube wurde ein Zuggurtungseffekt erzielt. Diese Methode wurde von der AO zur Behandlung der medialen Schenkelhalsfrakturen ab 1963 empfohlen.

1.1.2
Gelenkersatz

Bereits vor dieser Zeit wurde von Bohlman in Baltimore und Moore (1940) in Columbia/South Carolina eine Stahlprothese zum Ersatz des gesamten proximalen Femur bei einem malignen Riesenzell-Tumor eingesetzt. Der Fall wurde aber erst 1943 publiziert. In Europa teilten die Brüder Judet (1950) Ergebnisse von 300 Patienten mit, die sie seit 1947 mit Kurzschaftprothesen operiert hatten und sorgten für ein enormes, weltweites Interesse für den Hüftgelenkersatz. Thompson und Moore entwickelten 1950 und 1952 die ersten Langschaftprothesen, die sich später den Kurzschaftprothesen als überlegen herausstellten. Über viele Modifikationen in immer verbesserten Versionen von zementierten und unzementierten Prothesen wurde letztendlich ein totaler Gelenkersatz mit künstlicher Pfanne (Charnley 1967; Mc Kee u. Watson-Farrer 1966) angestrebt.

Mit der Langzeitbeobachtung zeigten sich auch Nachteile dieses Verfahrens. Je jünger die Patienten zum Zeitpunkt der Implantation einer Totalprothese waren, desto höher wurden deren Lockerungs- und Wechseloperationsraten. Man musste feststellen, dass die Totalendoprothesenoperation nach Schenkelhalsfrakturen nur beim älteren Patienten sinnvoll eingesetzt wird, der auf Grund seiner Lebenserwartung und seiner geringeren Belastung die Prothesenlockerung nicht befürchten muss. Beim jungen Patienten ist jedoch weiterhin eine gelenkerhaltende Operation unter allen Umständen anzustreben.

Nachdem das ursprüngliche Hauptproblem der Osteosynthese, die Schenkelhalspseudarthrose, mit zunehmendem Erfolg durch mechanisch stabile Montagen behandelt werden konnte, stellte sich in immer stärkerem Maße das heutige Hauptproblem dieser Fraktur, die aseptische Hüftkopfnekrose als die große Herausforderung für Unfallchirurgie und Orthopädie heraus.

Anatomische Untersuchungen der Femurkopfdurchblutung von Howe et al. (1950), Trueta und Harrison (1953), Judet et al. (1955) sowie Beobachtungen der mit dem Alter verbundenen Veränderungen der Schenkelkopfdurchblutung von Trueta (1957) und die Untersuchungen von v. Lanz u. Wachsmuth (1972) konnten demonstrieren, dass die Hauptversorgung des Oberschenkelkopfes über die sog. lateralen Epiphysenarterien erfolgt. Diese werden bei bestimmten Bruchverläufen und Dislokationen immer am Übergang Schenkelkopf zum- hals im Knochen abgeschert. Angiographische Studien von Hipp (1962, 1964, 1966) und Müssbichler (1970) bestätigten diese Ergebnisse. Falls in diesen Fällen keine Revaskularisation erfolgt, muss es zwangsläufig zu einer Nekrose kommen.

Diese Revaskularisation muss jedoch möglich sein, denn nach den neueren Ergebnissen treten auch bei Verletzungen mit Dislokation nur in 30–40% Kopfnekrosen auf, obwohl in 100% der Fälle Nekrosen zu erwarten wären. Unter idealen Voraussetzungen – wie frühzeitiger Operation und Reposition mit stabiler Osteosynthese – werden noch wesentlich niedrigere Nekroseraten (11%) mitgeteilt (Bonnaire et al. 1993).

War zunächst die Prognose der Fraktur durch die Pauwels'sche Einteilung von mechanisch stabilen und instabilen Frakturen bezüglich der Pseudarthroserate maßgebend, so wurden zunehmend die Einteilung nach dem Dislokationsgrad von Garden (1964) relevant (Abb. 1.2).

Die vorherrschende Meinung, dass sich das Schicksal des Hüftkopfes zum Zeitpunkt der Entstehung des Bruches entscheidet (Ender 1952), wurde immer häufiger durch die erfolgreiche Behandlung auch dislozierter Frakturen widerlegt.

Andererseits wurden auch in bis zu 11–20% der Fälle (Berwarth u. Schlikkewei 1993; Jeanneret u. Jakob 1985; Raaymakers 1988; Raaymakers u. Marti 1991) partielle oder vollständige Nekrosen bei nicht dislozierten, eingestauchten Schenkelhalsfrakturen beobachtet. Zunehmend mussten andere Mechanismen für die Durchblutungsstörung des Kopfes verantwortlich gemacht werden.

Die Arbeitsgruppe um Manninger (1979) in Budapest entwickelte in den 70er Jahren die Methode der von Hulth (1956) angegebenen Ossovenographie zur Vitalitätsprüfung des Schenkelkopfes vor der Operation zu einem prognostischen Kriterium für den Erfolg der Operation. Sie postulierte den Verschluss der venösen Gefäße im Schenkelkopf als Ursache für spätere Nekrosen.

Andere Arbeitsgruppen führten das intrakapsuläre Hämatom mit Kompression der intraartikulär verlaufenden Gefäße ursächlich für eine zusätzliche Durchblutungsstörung des Femurkopfes an. Sie postulierten eine Perfusionsstörung auf Grund der Verminderung des Perfusionsdruckes der noch erhaltenen Restzirkulation (Ganz et al. 1981; Soto-Hall et al. 1964; Strömquist et al. 1985, 1988; Swiontkowsky et al. 1986).

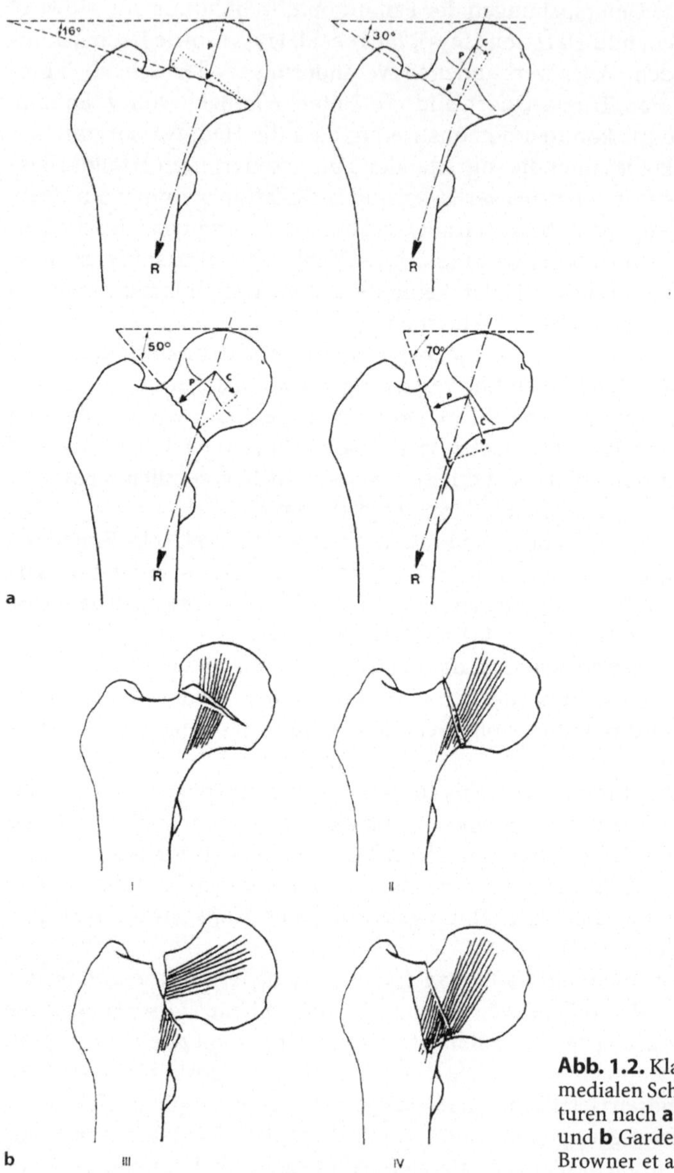

Abb. 1.2. Klassifikation der medialen Schenkelhalsfrakturen nach **a** Pauwels (1935) und **b** Garden (1964). (Aus Browner et al. 1992)

Auch wurde die Art der angestrebten Reposition (Pauwels 1935: valgisierend; Garden 1971: anatomisch) als Ursache für die unterschiedlichen Ergebnisse angesehen. Nicht zuletzt wurde das Implantat angeschuldigt, Durchblutungsstörungen des Kopfes zu verursachen und Nekrosen mitzubedingen (Strömquist u. Hansson 1988).

Aus der Behandlung von Kindern und Jugendlichen mit sehr harter Schenkelhals- und Kopfspongiosa war bald bekannt, dass bei starren Implantaten (Nagel, Klinge) eine Distraktion der Fragmente möglich ist. Diese wurde als zusätzlich perfusionsschädigend erkannt (Böhler 1981; Kay u. Hall 1971; Rüter u. Kreuzer 1982).

Forgon et al. (1974) konnte zeigen, dass bei anatomischer Reposition und stabiler Osteosynthese am Tiermodell (Hund) eine frühe und schnelle Revaskularisation des Oberschenkelkopfes möglich ist.

In den letzten Jahren konnte von mehreren Autoren (Bonnaire et al. 1993; Hertz u. Poigenfürst, 1982; Kuner et al. 1995; Manninger et al. 1985; Scharf et al. 1984; Siebler et al. 1987) nachgewiesen werden, dass die frühe Reposition der Fraktur mit Entlastung des Hämarthros und die stabile Osteosynthese zu einer wesentlichen Reduktion der Rate aseptischer Kopfnekrosen führt.

Der Einsatz von diagnostischen Untersuchungsmethoden wie der Knochensequenzszintigraphie (Koo et al. 1994; Strömquist 1983) und in jüngster Zeit vor allem der Kernspinuntersuchung konnten zwar Hinweise auf die aktuelle Durchblutungssituation des Oberschenkelkopfes geben, haben jedoch bisher nicht weiter zur Ursachenforschung und Vermeidungsstrategie der aseptischen Kopfnekrose beigetragen (Koo et al. 1994; Ruland et al. 1992; Speer et al. 1990).

Weitere Untersuchungen der nicht aufgeklärten Phänomene sind also dringlich erforderlich.

1.2
Besonderheiten am Schenkelhals und Oberschenkelkopf

1.2.1
Biomechanische Vorbedingungen

Neben den anatomisch-funktionellen und den vaskulären Voraussetzungen sollten noch einige Aspekte als Besonderheiten dieser anatomischen Region unterstrichen werden. Es ist dies einmal die Tatsache, dass Schenkelhalsfrakturen sich in den letzten Jahren überproportional häufig zum Anteil der älteren Menschen in unserer Bevölkerung ereignen. Die Häufigkeit der Hüftgelenkfrakturen wird nach Berechnungen des Statistischen Bundesamtes (1993) von 1987 bis zum Jahr 2010 in Deutschland von 46 auf 138 Fälle je 100 000 Einwohner (Faktor 3) ansteigen und erreichte in Norwegen schon vor 10 Jahren den Faktor 5 (Falch et al. 1985).

Die Gründe für diese Tatsache sind unterschiedlich und liegen neben dem erhöhten Durchschnittsalter in der Bevölkerung vermutlich auch in der häufigeren Gelegenheit zum Sturz durch äußere Umstände (Teppiche, kleine Wohnungen, Telefonleitungen, Alkohol- und Tranquilizerkonsum). Zudem belastet sich der moderne Mensch körperlich insgesamt weniger (PKW, Fahrstuhl, Rolltreppe), was zu einer Reduktion der Knochenmasse und -qualität führt (Beck et al. 1990; Lotz et al. 1990; Minne 1992). Es ist aber in erster Linie die zunehmend häufigere Osteoporose, v. a. beim weiblichen Geschlecht, die für die Häufung der Hüftfrakturen verantwortlich zu machen ist. Die Osteoporose ist als Verminderung der Knochenmasse mit Veränderung der Struktur definiert und führt zu einer verringerten Festigkeit (Funktion) des Knochens (Ziegler 1988). Man geht heute davon aus, dass 15% aller 50-jährigen Frauen und 5% der gleichaltrigen Männer während ihres noch vor ihnen liegenden Lebens eine Schenkelhalsfraktur erleiden (Minne 1992). Bei Frauen wird der Verlust von stabilem Knochengewebe durch den Östrogenmangel der Wechseljahre akzentuiert (Minne 1992). Tritt diese Verminderung der Knochenmasse bei Frauen im Alter von 45–65 Jahren auf, so bezeichnet man diesen Typ der Osteoporose als den „präsenilen Typ" (Typ I). Morphologisch ist dieser Typ durch einen Verlust an Spongiosamasse, weniger der Kompakta gekennzeichnet. Die „senile oder Typ II Osteoporose" manifestiert sich als Knochenverlust im Alter (6.-7. Dezennium) und geht zusätzlich mit einem Substanzverlust der Kompakta einher.

Die *sekundäre Osteoporose* ist durch exogene Noxen (Nikotin, Alkohol, Tranquilizer), Medikamente (Steroide) oder Malabsorptions- und Maldigestionssyndrome, Morbus Cushing, Diabetes mellitus, Hyperthyreose, neoplastische und entzündliche Erkrankungen bedingt. Weitere Risikofaktoren sind Ernährung (kalziumarm), Bewegungsarmut und Immobilisation (Beck et al. 1990; Cummings et al. 1993, 1995; Lotz u. Haynes 1990; Lotz et al. 1990). Die Osteoporose ist damit der Hauptgrund für die Knochenbrüchigkeit bei Hüftfrakturen. Nach einer 30–35 Lebensjahre währenden Phase des Knochenaufbaus beginnt im Alter von 40–50 Jahren die Knochenmasse kontinuierlich zu schwinden. Die ursprünglich als Platten angeordneten Strukturen der Spongiosa werden perforiert und zu Bälkchen umgewandelt. Auch kompakter Knochen verliert dann kontinuierlich an Masse (Minne 1992).

Nach Frankel u. Burstein (1970) nimmt die Knochenfestigkeit bei osteoporotischem Knochen gegenüber gesundem Knochen um 75% ab, einhergehend mit einer geringeren Energieabsorption beim Sturz. Auf dieser Grundlage sind Spontanfrakturen am Oberschenkelhals ohne adäquates Trauma möglich, zumal schon beim einfachen Stolpern Rotations- und Biegekräfte auftreten, gegen die der Knochen weniger widerstandsfähig ist als gegen reine Druckkräfte.

Eine weitere ätiologische Ursache für die Häufung von Schenkelhalsfrakturen wird von verschiedenen Autoren in neuromuskulären Defiziten bei älteren Menschen vermutet (Zetterberg u. Andersen 1982; Görres 1991). Infolge einer verzögerten Muskelkontraktion kann es beim Sturz zur ungeschützten Belastung des Schenkelhalses kommen, so dass die Energieabsorption und Kraftumleitung durch die Muskulatur wegfällt. Muskelatrophie begünstigt auch den Verlust an Absorptionsenergie (Frankel 1960; Frankel u. Burstein 1970).

Infolge der unterschiedlichen neuromuskulären und ossären Vorraussetzungen ist der Entstehungsmechanismus der medialen Schenkelhalsfraktur nicht einheitlich. Bei jüngeren Patienten mit guter Knochenqualität ereignen sich die Frakturen häufig bei PKW-Unfällen mit Anpralltraumen des Kniegelenkes an das Armaturenbrett. Die Energieübertragung erfolgt über den Oberschenkel bei gebeugtem Hüftgelenk auf den Schenkelhals, nicht selten in Verbindung mit zusätzlichen Oberschenkelschaftfrakturen. Diese Frakturen sind als Abscherfrakturen fast immer disloziert und instabil. Sie haben einen steilen, nahezu vertikalen Verlauf vom Kopf-Hals-Übergang kranial zum lateralen Kalkar kaudal und dorsal eine Trümmerzone.

Der andere typische Entstehungsmechanismus ist der direkte Sturz auf die Hüfte, z. B. beim Skifahren, Fahrradsturz, Sturz aus größerer Höhe oder bei Glatteis. Hierbei wird der Schenkelhals je nach Aufprall rein axial belastet und es resultiert eine eingestauchte Fraktur mit mehr oder weniger starker Abkippung des Kopfes (Bonnaire et al. 1991). Bei den dislozierten Frakturen muss eine Scherkomponente mit Schub des Oberkörpers und Beckens nach kaudal hinzukommen. Durch den Zug der pelvitrochanteren Muskulatur kommt es typischerweise zu einer Außenrotation des Beines mit einer Verkürzung. Die häufig beobachtete dorsale Trümmerzone resultiert vermutlich aus Rotationskräften und führt zu einer Kompression der Schenkelhalsspongiosa, welche die Kontaktfläche der Fragmente bei der Reposition vermindert (Frankel 1960).

Eine weitere Besonderheit am Schenkelhals liegt in der Tatsache, dass der Schenkelhals keinen periostalen Kallus bildet (Frangenheim 1906). Zunächst ging man davon aus, dass intraartikulär kein Periost existierte. Schmorl (1924) und später Banks (1962) konnten jedoch zeigen, dass das Periost zwar intraartikulär vorhanden ist aber keine regenerative oder sog. Kambiumschicht aufweist. Die Abwesenheit von periostalem Kallus bedeutet für die Heilung des Oberschenkelhalses, dass sie vollständig von der endostalen Knochenneubildung abhängt. Diese verläuft langsam und ist empfindlicher auf Scher- und Zugkräfte als periostaler Kallus (Pauwels 1935; Perren 1979; Perren et al. 1975). Es ist nur eine primäre, angiogene Knochenheilung möglich. Störende Kräfte müssen mechanisch neutralisiert werden, um proliferierende Zellen nicht zu überdehnen und damit Pseudarthrosen zu begünstigen (Perren 1979; Perren et al. 1975; Schenk u. Perren 1977).

1.2.2
Zusammenhänge zwischen Schenkelhalsfraktur, Osteosynthese und Heilung

Der mechanische Störfaktor für die knöcherne Heilung wurde von Pauwels (1935, 1964, 1973) herausgearbeitet und ist bezüglich der Entwicklung von Pseudarthrosen anerkannt. Je steiler der Bruchverlauf, desto größer die Scherkräfte, die Bruchspaltbewegungen und damit die Pseudarthroserate. Die Einteilung der Frakturtypen nach Pauwels (1935) hat sich in vielen Studien bei allen Osteosyntheseverfahren bezüglich des Pseudarthroserisikos bestätigt (Clark et al. 1990; Garden 1971; Leixnering et al. 1987; Manninger 1987; Nicoll 1963; Penschuk et al. 1982; Reimers 1964; Siebler u. Kuner 1986; Siebler et al. 1987).

Garden (1964) stellte den Zusammenhang zwischen Dislokation der Fraktur und Femurkopfnekrose her. Er war es auch, der später den Zusammenhang von ungenügender Reposition und Kopfnekrose erkannte und später mit seiner Arbeitsgruppe diesen Zusammenhang statistisch untermauern konnte (Barnes et al. 1976). In der gleichen Arbeit konnte er keinen Zusammenhang von Operationszeitpunkt und Nekroserate finden.

In den letzten Jahren ist dieser Zusammenhang jedoch immer häufiger betont und unterstrichen worden (Bonnaire et al. 1993; Kuner et al. 1995; Leixnering et al. 1987; Manninger 1987; Manninger et al. 1985; Siebler u. Kuner 1986). Nach diesen Mitteilungen haben Frakturen, die innerhalb von 6 h operativ stabilisiert wurden ein 2–3fach geringeres Risiko für eine Kopfnekrose.

Als weiterer, bedeutsamer Faktor wurde in einer AO-Sammelstudie sowohl für die Ausbildung von Pseudarthrosen als auch Hüftkopfnekrosen die Sicherheit der Osteosynthese erkannt. Bei Implantatkomplikationen ist mit einem signifikant schlechteren Ergebnis zu rechnen (Bonnaire et al. 1995; Kuner et al. 1995). Dieser Zusammenhang war von Barnes et al. (1976) bereits beobachtet und von anderen vermutet worden und für viele Unfallchirurgen lange Jahre Anlass, das optimale Implantat für diese Frakturen zu suchen (Elmerson et al. 1987; Engesaeter et al. 1984; Garden 1964; Huspy et al. 1987; Jarvis 1983; Kyle 1986; Lipman 1936; Manninger et al., 1985; Orthner et al. 1987; Penschuk 1982; Reimers 1964; Richards et al. 1990; Siebler und Kuner 1986; Tronzo 1974; Van Audekercke et al. 1979; Zilch 1980).

1.3
Anatomie des Hüftgelenkes

1.3.1
Anatomisch funktionelle Beschreibung

Geometrisch betrachtet ist das Hüftgelenk ein nicht ganz ideales Kugelgelenk mit starker Knochenführung, in dem der Gelenkkopf viel tiefer in die Gelenkpfanne hineinragt als z. B. beim Schultergelenk. Diese spezielle Art des Kugelgelenkes wird Nussgelenk, Enarthrosis genannt. Da beide Gelenkflächen keine vollständigen Kugelflächen sind, kann jeweils nur ein Pol festgelegt werden. Der zugehörige Äquator ist dann als Großkreis in 90°-Abstand definiert (Kummer 1985).

Morphologie und Funktion: Das Hüftgelenk stellt die bewegliche Verbindung zwischen Becken und unterer Extremität her. Die Gelenkpfanne, das Azetabulum des Hüftbeines, ist eine halbkugelige Aushöhlung der drei angrenzenden und verschmolzenen Anteilen des Darm-, Sitz- und Schambeines. Diese Aushöhlung ist nach medial kaudal unterbrochen (Incisura acetabuli). Um den Rand der Pfanne ist ein faserknorpeliger Ring, das Labrum acetabulare fest verankert, der auch die Incisura acetabuli überbrückt und dort Ligamentum transversum acetabuli heißt. Die Gelenkpfanne ist nur auf einer etwa halbmondförmigen Fläche, der Facies lunata, mit Gelenkknorpel bedeckt. Die nicht überknorpelte Fläche, die Fossa acetabuli, ist mit Binde- und Fettgewebe gefüllt. Aus ihrem kaudalen Teil entspringt das Ligamentum capitis femoris, in dessen Mitte eine kleine Arterie, der Ramus acetabularis der Arteria obturatoria zum Zentrum des Oberschenkelkopfes verläuft (v. Lanz u. Wachsmuth 1972; Tillmann 1987).

Der Gelenkkopf des Hüftgelenkes ist der Oberschenkelkopf, das Caput femoris. Seine Oberfläche ist zu 2/3 mit hyalinem Knorpel überzogen. Der Oberschenkelkopf sitzt dem relativ langen Oberschenkelhals, dem Collum femoris, auf. In der Mitte der Gelenkfläche des Kopfes ist eine rundliche Vertiefung, die Fovea capitis, die den Ansatz des Ligamentum capitis femoris aufnimmt. Der Oberschenkelhals sitzt seinerseits der proximalen Metaphyse des Oberschenkelknochens auf, welche am Trochanter major und minor kräftige Muskelapophysen ausbildet.

Die Hüftgelenkkapsel ist derb und trichterförmig gestaltet. Sie setzt am Hüftbein und nicht am Labrum acetabulare an und befestigt sich ventral an der Linea intertrochanterica, dorsal auf Höhe der Mitte des Schenkelhalses. Sie ist durch mehrere kräftige Bandstrukturen verstärkt (Ligamentum iliofemorale, pubofemorale und ischiofemorale). Diese wirken z. T. hemmend auf Bewegungen und sind hilfreich bei der Haltung des Rumpfes auf den beiden Standbeinen, v. a. das Ligamentum iliofemorale. Dieses Band hat wesentliche stabilisierende Momente. Es ist mit einer maximalen Zugfestigkeit von 3000 N das stärkste Band des Körpers und verhindert die Retroflexion fast vollständig, schränkt aber auch die Abduktion und die Rotationsbewegungen ein. Seine statische Bedeutung besteht darin, dass bei Verlagerung des Schwerpunktes hinter die quere Hüftgelenkachse das Abkippen des Oberkörpers nach hinten beim bequemen Stehen durch dieses Band verhindert wird (Tillmann 1987; Voss u. Herrlinger 1971).

Neben der Knochen- und Bandführung hat das Hüftgelenk eine extrem starke Muskelführung durch die gelenküberschreitende Muskulatur. Im Großen und Ganzen bewirkt diese Muskulatur (pelvitrochantere Gruppe, Adduktoren, Glutealmuskeln, Rektus- und Iliopsoasmuskel) neben der Bewegung in den 3 Bewegungsebenen eine stabilisierende Verspannung des Schenkelhalses, der auf Grund seines Kollodiaphysenwinkels von durchschnittlich 127° exzentrisch und damit auf Scherkräfte belastet wird. Diese sind mitverantwortlich für die Häufigkeit der Frakturen an dieser Lokalisation. Durch die muskuläre Verspannung können diese Scherkräfte teilweise in Druckkräfte umgewandelt werden, denen der Oberschenkelhals wesentlich besser widerstehen kann (Frankel 1960; Frankel u. Burstein 1970; Kummer 1966, 1978, 1985).

Kinematisch werden verschiedene Achsen unterschieden. Die *„mechanische Achse"* des Femur wird als eine Gerade durch den Femurkopfmittelpunkt und den Mittelpunkt des Kniegelenkes definiert. Die sog. *„Polarachse des Kopfes"*(Kummer 1985) läuft von der Fovea capitis (Pol) durch den Kopfmittelpunkt, der zugleich Drehpunkt des Gelenkes ist.

Die *Schenkelhalsachse* verläuft ebenfalls durch den Kopfmittelpunkt. Sie soll zu den umgebenden Strukturen des Halses und des Kopfes den gleichen Abstand halten. Sie wird als Gerade definiert und bildet mit der Polarachse des Kopfes einen unterschiedlich großen Winkel. Die Schenkelhalsachse bildet wiederum mit der Schaftachse den *Kollodiaphysenwinkel,* welcher nach v. Lanz u. Wachsmuth (1972) mit 115–140° und einer mittleren Schwankungsbreite zwischen 120 und 133° angegeben wird (Abb. 1.3).

Für die Beanspruchung des Hüftgelenkes hat der Kollodiaphysenwinkel eine erhebliche Bedeutung, da bei gleicher Voraussetzung sämtlicher anderer Parameter von seinem Winkel die Länge des Hebelarmes der Hüftabduktoren abhängig ist (Kummer 1968; Pauwels 1935, 1948, 1964). Seine Bestimmung kann röntgenologisch erfolgen. Auf Grund der Antetorsion des Schenkelhalses gegenüber dem Oberschenkelschaft muss jedoch eine definierte Rotation eingestellt werden, um vergleichbare Werte zu erhalten. Außenrotation vergrößert den Kollodiaphysenwinkel.

Für die mechanische Beanspruchung des Schenkelhalses sind neben dem Kollodiaphysenwinkel die Schenkelhalslänge sowie die Länge und Winkelstellung des Trochanter major verantwortlich zu machen.

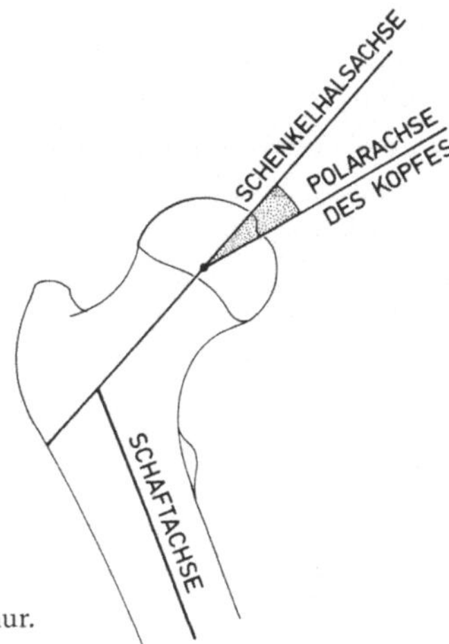

Abb. 1.3. Kinematische Achsen am proximalen Femur.
(Aus Kummer 1985)

Die *Polarachse der Hüftpfanne* steht auf der Pfanneneingangsebene senkrecht und verläuft durch deren Mittelpunkt. Sie trifft im Pfannenboden auf den Pfannenpol in der Fossa acetabuli. Der theoretisch konstruierte Pfannenäquator entspricht im Allgemeinen nicht der Pfanneneingangsebene, sondern liegt meist außerhalb der Pfanne (Tillmann 1969).

In einem idealen Kugelgelenk können die artikulierenden Elemente prinzipiell um den gemeinsamen geometrischen Mittelpunkt (Drehzentrum) in beliebiger Richtung gedreht werden. Ein solches Gelenk besitzt theoretisch unendlich viele mögliche Rotationsachsen. Zur vollständigen Beschreibung jeder denkbaren Bewegung genügt jedoch ein System von 3 Hauptachsen, die zweckmäßigerweise entsprechend den 3 Hauptrichtungen des Raumes jeweils rechtwinklig zueinander angeordnet sind.

Die 1. *Achse* kann dabei als mechanische Achse des Femurs („Traglinie" des Beines) als *Senkrechte* auf horizontal eingestelltem Becken durch das Oberschenkelkopfzentrum dargestellt werden.

Die 2. *Achse* verbindet die Zentren beider Hüftgelenke und verläuft *horizontal*, die 3. *Achse* verläuft *sagittal* und steht auf den beiden zuerst genannten Achsen senkrecht. Alle 3 Achsen schneiden sich im Hüftgelenkzentrum rechtwinklig. Um die vertikale Längsachse werden Außen- und Innenrotationsbewegungen des Beines ausgeführt, um die horizontale Achse Flexions- und Extensions- und um die sagittale Achse Adduktions- und Abduktionsbewegungen.

Die *anatomische Gelenkfläche* ist als die gesamte, mit Gelenkknorpel bedeckte Oberfläche eines artikulierenden Skelettelementes definiert

(Kummer 1985). Wenn Bewegungen stattfinden und stets nur Knorpel mit Knorpel in Kontakt bleiben darf, hängt der Bewegungsausschlag von der Größendifferenz der überknorpelten Flächen ab. Aus diesem Grunde muss beim idealisierten Kugelgelenk die Pfanne stets die kleinere Gelenkfläche gegenüber dem Kopf besitzen (Kummer 1968, 1985).

Als *Kontaktfläche des Gelenkes* wird jener Anteil der anatomischen Gelenkfläche bezeichnet, der mit dem Gelenkknorpel des Partners bei der jeweiligen Bewegung in Kontakt steht (Greenwald u. Haynes 1972).

Die normalen Bewegungsausmaße um die 3 Achsen des Hüftgelenkes betragen für die Extension 10°, die Beugung bei gebeugtem Kniegelenk 130° um die horizontale, die Innen- und Außenrotation zwischen 40° und 50° bzw. 30° und 40° bei gebeugtem Hüft- und Kniegelenk um die vertikale und die Ad- und Abduktion zwischen 20° und 30° bzw. 30° und 50° um die sagittale Hüftgelenkachse (Müller 1970; Ryf u. Weymann 1995).

1.3.2
Statische Belastung des Hüftgelenkes

Die größte statische Beanspruchung des Hüftgelenkes liegt bei einbeiniger Unterstützung des Körpergewichtes im sog. Einbeinstand vor. Für diesen Fall verlangt die Gleichgewichtsbedingung, dass der Gesamtkörperschwerpunkt genau über dem Unterstützungspunkt liegt. Am Hüftgelenk ist die Körpermasse abzüglich der Masse des Standbeines im Gleichgewicht zu halten. Diese Masse kann in einem Schwerpunkt vereinigt gedacht werden, dessen Lot nach Pauwels (1935, 1964, 1973) jedoch nicht in die Unterstützungsfläche fällt.

Daraus resultiert ein Drehmoment der Teilkörpermasse, welches das Becken im Sinne einer Adduktion zu kippen versucht und von den Hüftabduktoren eine Gegenkraft zur Kompensation verlangt. Nach dem Momentengleichgewicht ist die Muskelkraft der Abduktoren (M) multipliziert mit dem Hebelarm der Abduktoren von der Spitze des Trochanter major bis zum Kopfmittelpunkt (hM) gleich dem Teilkörpergewicht (G) multipliziert mit dem Lastarm (hG), der von der Senkrechten des Teilkörperschwerpunktes auf die horizontale Achse bis zum Kopfzentrum gebildet wird (Abb. 1.4) (Frankel u. Burstein 1970; Kummer 1968; Pauwels 1935, 1964, 1973).

$$M \times hM = G \times hG$$

Da der Lastarm hG wesentlich größer als der Hebelarm hM ist, muss die Muskelkraft M wesentlich größer als das Körperteilgewicht G sein.

Definiert man Kraft als einen Faktor, der die Geschwindigkeit eines Körpers verändert, so bedeutet dies, dass durch Kraft ein ruhender Körper in Bewegung versetzt wird. Ihre Einheit wird mit N (Newton) angegeben. 1 N ist die Kraft, die benötigt wird um 1 kg um 1 m/s^2 zu beschleunigen (kg m/s^2).

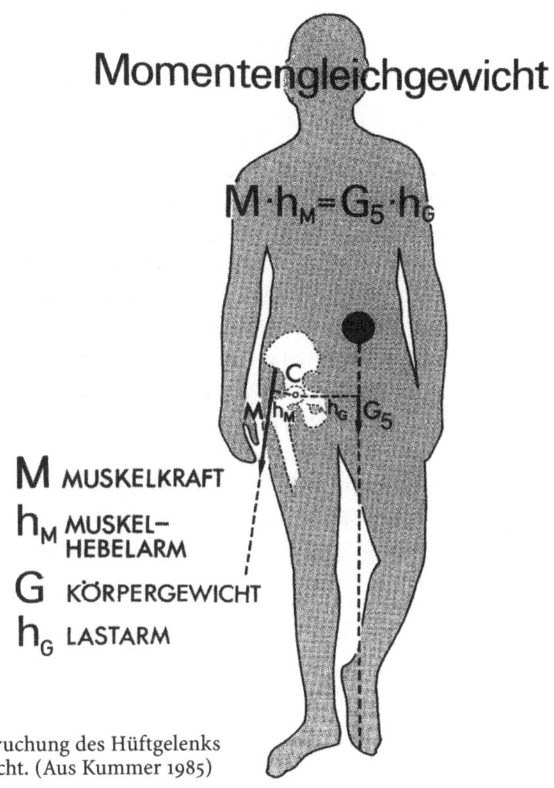

Abb. 1.4. Statische Beanspruchung des Hüftgelenks beim Momentengleichgewicht. (Aus Kummer 1985)

In einem Koordinatensystem kann Kraft als Vektor beschrieben werden, dessen Länge die Kraftgröße und dessen Spitze die Richtung der einwirkenden Kraft angibt. Der Kraftpfeil ist dabei Teil einer Geraden, der Wirkungslinie der Kraft. Diese besitzt in einem Koordinatensystem eine definierte Steigung und Lage (Kummer 1968; Pauwels 1935).

Eine Gelenkbelastung kann durch eine einzige Kraft, nämlich die *Gelenkresultierende R* repräsentiert werden, die als vektorielle Summe aller am Gelenk angreifenden Kräfte anzusehen ist. Definitionsgemäß ist das Moment von R am Gelenk im Gleichgewichtszustand 0.

Diese resultierende Kraft ist die vektorielle Summe von Körperteilgewicht und Muskelkraft der Abduktoren. Wenn die Richtungen und Größen von G und M bekannt sind, kann die resultierende Kraft berechnet werden (Pauwels 1935).

Da in der Gleichgewichtsbedingung die Momentensumme am Gelenk 0 sein muss, ergibt sich die Forderung, dass das Moment von R stets 0 sein muss. Das bedeutet, dass die Resultierende R einen Hebelarm der Länge o besitzen muss, d. h. ihre Wirkungslinie verläuft genau durch den Drehpunkt des Gelenkes. Wenn man diese Bedingungen graphisch extrapoliert, so kann man durch Verlängerung der Wirkungslinien der Kraft-Zug-Richtung der Abduktoren M und der Teilkörpergewichtslinie nach kranial zu einem Schnittpunkt gelangen, in welchen sich die Resultierende R vom Kopfzentrum ausgehend ebenfalls treffen muss. Eine Parallele zu M durch den Endpunkt des bekannten Kraftpfeils G5 begrenzt und bestimmt die Größe von Vektor R (Kummer 1968; Pauwels 1935, 1973) (Abb. 1.5 u. 1.6).

Nach diesen Überlegungen und Berechnungen im Kräfteparallelogramm wurde die resultierende Belastung von Pauwels (1935) exakt berechnet. Es resultiert eine Druckbeanspruchung im Kopfzentrum. Die Hüftgelenkresultierende bildet in der Pfanneneingangsebene eine Wirkungslinie von 16° Neigung gegen die Vertikale beim Einbeinstand. Die resultierende Kraft wird in der Regel in Kp oder N × Körpergewicht angegeben. Durch die im Kopfzentrum angreifende Hüftgelenkresultierende kommt es am Schenkelhals zu exzentrisch angreifenden Kräften, die am kaudalen Ende (Adam'schen Bogen) zu Druck- und am kranialen Ende zu Zugwirkungen führen.

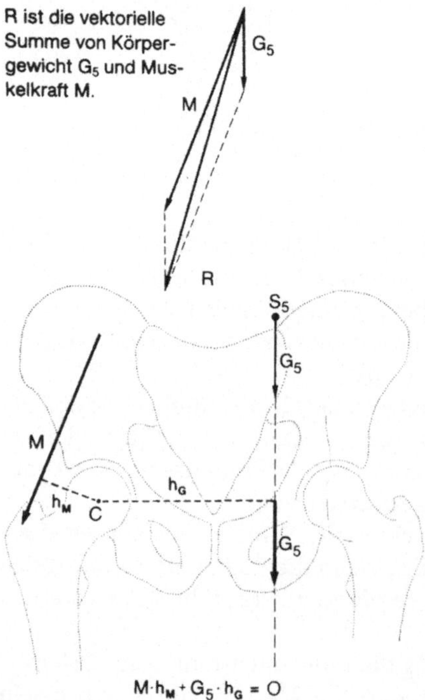

Abb. 1.5. Kräftevektoren am rechten Hüftgelenk im Einbeinstand. (Aus Kummer 1985)

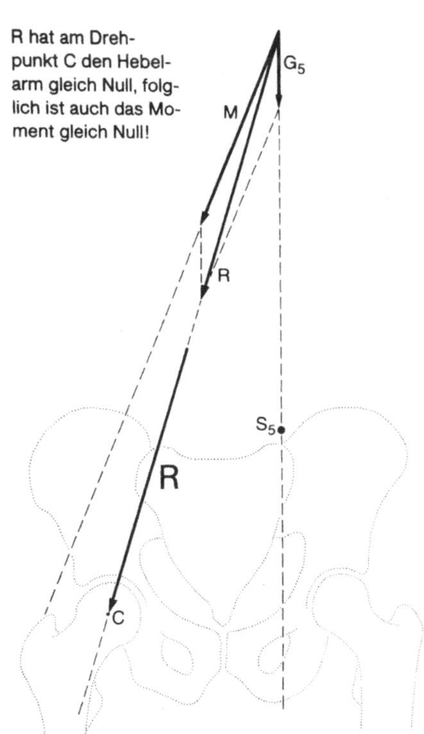

Abb. 1.6. Kräfteparallelogramm der resultierenden Kraft, errechnet aus Schwerkraft, Muskelvektoren und Hebelmomenten. (Aus Kummer 1985)

Die resultierende Kraft R hat auf Grund ihrer Verlaufsrichtung einen unterschiedlich großen Winkel zur Schenkelhalsachse, der nur in einer extremen Adduktionsstellung o wird. Er vergrößert sich mit der Abduktion des Oberschenkels, wodurch sich auch die exzentrisch am Schenkelhals angreifenden Kräfte erhöhen. Durch ein Kräfteparallelogramm lassen sich die an den verschiedenen Stellen des Schenkelhalses wirksamen Kräfte der Resultierenden in parallel zur Achse des Schenkelhalses angreifende Druck- und in senkrecht dazu angreifende Scherkräfte zerlegen (Burstein u. Wright 1994; Frankel u. Burstein 1970; Kummer 1966, 1968; Pauwels 1935, 1965, 1973).

Auf Grund der großen statischen Belastung des Hüftgelenkes resultieren Kräfte von dem 3–4fachen des Körpergewichtes am Schenkelhals beim Stehen auf einem Bein. Beim Sturz auf die Hüfte können in Abhängigkeit von der Beinstellung (Adduktion oder Abduktion) durch die Beschleunigung des Körpergewichtes und den exzentrischen Kraftangriff vor allem in der Adduktionsstellung leicht Brüche entstehen, da der Knochen auf exzentrische Belastung empfindlicher als auf axiale Belastung reagiert (Burstein u. Wright 1994; Frankel 1960; Frankel u. Burstein 1970).

1.3.3
Vaskularisation des Schenkelhalses

1.3.3.1
Nomenklatur und Gefäßentwicklung am Schenkelhals

Trueta u. Harrison haben 1953 das bis dato bekannte Wissen über die arterielle Blutversorgung des Hüftkopfes und des Schenkelhalses beim Erwachsenen, Trueta (1957) auch die Entwicklung der arteriellen Durchblutung beim Kind zusammengefasst. Anhand von eigenen Untersuchungen haben sie die Ergebnisse an der Abteilung für Orthopädische Chirurgie in Oxford überprüft, wobei zum ersten Mal die Mikroradiographie mit Bariumsulfat-Suspensionen eingesetzt wurde. Ihre Ergebnisse können wie folgt zusammengefasst werden: Aus der Arteria femoralis profunda oder einem ihrer Hauptäste entspringt die *A. circumflexa femoris medialis*. Diese liegt als hauptversorgende Hüftkopfarterie der Hinterfläche des Schenkelhalses an und gibt einige Äste an die Außenrotatoren der Hüfte und an die dorsale Oberschenkelkopfepiphyse ab. Sie verläuft dann rund um den unteren Teil der Lateralseite des Schenkelhalses und zwar so eng am Hüftgelenk, dass sie teilweise in die Kapsel nahe ihrer periostalen Befestigung eingeschlossen wird. Nach der Kapselperforation verläuft sie intraartikulär. Dann trennt sich die Blutversorgung des Schenkelhalses von dem des Oberschenkelkopfes durch die Aufteilung der *Epiphysengefäße* für den Oberschenkelkopf und der *Metaphysengefäße* für den Oberschenkelhals.

Die *A. circumflexa femoris medialis* verläuft im Wesentlichen extrakapsulär. Ihre Aufzweigungen penetrieren die Kapsel dorsal an ihrem Ansatz. Intrakapsulär sind die Gefäße von losen Faltenbildungen der Synovialmembran überzogen (Calandruccio u. Anderson 1980). Die Endäste dieser Arterien verbreiten sich netzartig und bilden Kollateralsysteme. Vor allem im amerikanischen Sprachgebrauch (Sevitt u. Thompson 1965) bezeichnet man alle von der Stammarterie abgehenden intraartikulären Arterien als Retinakula-Gefäße. Sie sind damit nach ihrer Herkunft und Art der Verzweigung und nicht nach dem Bestimmungsort benannt. In ihrem intrakapsulären Verlauf teilen sich die Gefäße nach lateral und medial in Richtung Epiphyse und nach oben und unten am Hals in Richtung Metaphyse auf, weshalb Trueta (1968) die Bezeichnung nach dem Zielort als genauere Bezeichnung vorzieht.

Die *A. circumflexa femoris medialis* gibt in ihrem Verlauf intrakapsulär von dorsal inferior nach lateral superior 2 oder 3 solcher lateraler Epiphysengefäße ab, wobei die inferiore und die superiore Gruppe konstant sind. Die Versorgung der Metaphyse erfolgt durch intraartikulär abgehende Äste zur Metaphyse.

Trueta u. Harrison (1953) unterteilen den Hüftkopf in 4 Quadranten einer Kugel auf, entsprechend ihrer arteriellen Versorgung: Den oberen seitlichen

Quadranten, der von den lateralen Epiphysengefäßen, und den oberen medianen Quadranten, welcher von den medialen Epiphysengefäßen aus der *A. circumflexa femoris lateralis* versorgt wird. Diese beiden Quadranten bilden zusammen die Gelenkfläche. Der laterale untere Quadrant wird von den oberen Metaphysengefäßen, der verbleibende mediale untere Quadrant von den unteren Metaphysengefäßen arteriell versorgt.

Trueta u. Harrison (1953) weisen darauf hin, dass Abgangsanomalien in dem Sinne häufig sind, dass Epiphysengefäße direkt aus der *A. circumflexa femoris medialis* nahe dem Ast der oberen Metaphysenarterie abgehen. Sie können aber auch mit einem kurzen gemeinsamen Stamm aus der Arterie abgehen, um sich dann sofort in aufsteigende (Epiphysen-) und absteigende (Metaphysen-) Äste zu teilen. In ihrem intraartikulären Verlauf sind die Gefäße von einer fibrösen Scheide umgeben, die eine große Arterie und mehrere Venen enthalten kann.

Der geringere Anteil der arteriellen Blutversorgung des Femurkopfes erfolgt über die *Arteria circumflexa femoris lateralis* aus der tiefen Femoralarterie, die relativ wenige vordere Epiphysengefäße zum medialen oberen und unteren Quadranten des Hüftkopfes abgibt und deren Unterbrechung allein nach Judet et al. (1955) keine wesentliche Durchblutungsstörung des Kopfes hervorruft.

Eine weitere, intraartikulär verlaufende Arterie kommt als Foveolararterie *(A. capitis femoris)* zusammen mit dem Ligamentum teres capitis von medial aus dem Azetabulum in den Kopf einstrahlend. Diese Arterie entspringt aus der A. obturatoria interna und hat nach gängiger Lehrmeinung keinen wesentlichen Anteil an der Gesamtkopfdurchblutung, kann möglicherweise jedoch für die Revaskularisation des Femurkopfes über Kollateralbildungen herangezogen werden (Catto 1965, 1977).

Es handelt sich bei allen genannten Arterien nicht um Endarterien, sondern um anastomosierende Arterien, die sich entlang des Trabekelverlaufes arkadenartig zur Gelenkoberfläche ausrichten, ähnlich der arteriellen Versorgung des Darmes (Abb. 1.7) (Hipp 1962, 1964, 1966; Howe et al. 1950; Müssbichler 1970; Trueta u. Harrison 1953).
Einteilung der altersabhängigen Gefäßentwicklung nach Trueta (1957):

Phase I: Von Geburt bis 18–24 Monate. Die Hauptversorgung erfolgt von der Außenseite des Hüftkopfes über die lateralen Epiphysengefäße, aber auch über aufsteigende Gefäße in der untersten Region der Epiphyse, welche an der Oberfläche des Metaphysensegmentes austreten. Mit zunehmendem Alter steigt die Bedeutung der lateralen Epiphysengefäße relativ an. Die Beteiligung der Gefäße des Ligamentum teres an der Blutversorgung nimmt kurz nach der Geburt, wenn sie überhaupt existiert hat, auf einen bedeutungslosen Anteil ab. Die Versorgung des oberen Metaphysensegmentes

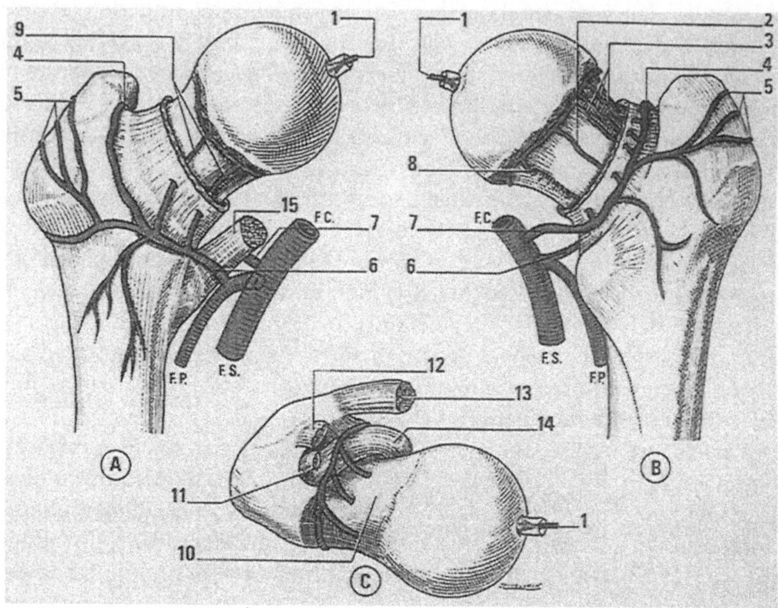

Abb. 1.7. Gefäßversorgung am proximalen Femur von ventral (A), dorsal (B) und kranial (C) betrachtet (Lord u. Samuel 1981). *1* Lig. capitis femoris mit R. acetabularis aus der A. obturatoria, *2* dorsales Epiphysengefäß, *3* laterale Epiphysengefäße, *4* A. circumflexa femoris medialis und lateralis (Anastomosierung), *5* Trochantergefäße aus den Aa. circumflexae, *6* A. circumflexa femoris medialis, *7* A. circumflexa femoris lateralis, *8* dorsomediales Epiphysengefäß, *9* ventrale Epiphysengefäße, *10* Schenkelhals, *11* Sehne der Mm. gemelli und obturatorius internus, *12* Sehne des M. piriformis, *13* Sehne des M. quadratus femoris, *14* Sehne des M. obturatorius externus, *15* Psoassehne, *FC* A. femoralis communis

erfolgt aus den lateralen Metaphysengefäßen, die oft einen gemeinsamen Stamm mit den lateralen Epiphysengefäßen haben. Das untere Metaphysensegment wird von einer Gruppe extrakapsulärer Gefäße aus der Circumflexa lateralis oder aus der letzten Verzweigung der A. nutritia versorgt.

Phase II: Von 18–24 Monaten bis 6.–8. Lebensjahr. Die Gefäße, welche die Epiphyse von dem unteren Metaphysensegment des Kopfes erreichen, nehmen ständig an der Zahl ab. Die lateralen Epiphysengefäße werden die Ernährungsgefäße der Epiphyse, die etwa 70–80% der gesamten Blutmenge der Epiphyse beiführen.

Phase III: 6–8 Jahre bis 11.–12. Lebensjahr. Die Gefäße des Ligamentum teres dringen in die Epiphyse ein und anastomosieren vielfach mit den Ästen der lateralen Epiphysengefäße.

Phase IV: Von 11–12 Jahren bis zum Epiphysenschluss. Während dieser Phase findet eine metaphysäre vaskuläre Proliferation statt, welche den Widerstand der Knochenstruktur in dem entsprechenden Metaphysensegment schwächt, so dass die Frakturen in diesem Alter meistens durch diese Region verlaufen.

Phase V: Von der Verschmelzung der Epiphyse bis zum Greisenalter. Die arterielle Versorgung ändert sich nach Beseitigung des Wachstumsknorpels im weiteren Lebensalter nicht mehr. Hauptquelle der Blutversorgung sind die lateralen Epiphysengefäße, die in den Kopf von hinten und oben eintreten, gewöhnlich 2–6 an der Zahl. Bei ihrem Eintritt oberhalb der Epiphysenflächen winden sie sich eine kurze Strecke spiralförmig, bleiben in ihrem Verlauf eng an der Oberfläche der alten Epiphysenfläche und verlaufen abwärts und medialseitig. Von allen lateralen Epiphysengefäßen ist in der Regel ein Gefäß besonders stark entwickelt, dessen Äste ausschließlich über das obere seitliche Segment des Kopfes verteilt sind und welches durch Kompressionskräfte an dieser Stelle sehr vulnerabel ist. Von der Epiphysenfläche aus verlaufen die Epiphysenarterien radiär zur Gelenkoberfläche mit geringen Zuflüssen zur Metaphyse. Sie haben die Form von Arterienarkaden, ihre Abgänge verlassen die Mutterarterie in einem Winkel von etwa 90° und verlaufen senkrecht zur Gelenkoberfläche. Zwei oder 3 Reihen von Arkadenbögen liegen zwischen der Epiphyse und dem Gelenkknorpel. Die medialen Epiphysenarterien verhalten sich ähnlich.

Die metaphysären Arterien treten als 2–4 obere Metaphysenarterien in die obere Seite des Schenkelhalses ein und zwar etwas vom Rand des Gelenkknorpels entfernt. Sie zeigen einen geraden Verlauf nach unten zum Schenkelhals. Nach etwa 1/4 Viertel ihrer Verlaufsstrecke wenden sie sich in einer leichten Kurve nach oben medial zum Epiphysenknorpel hin.

Die unteren Metaphysenarterien treten nahe dem unteren Rand des Gelenkknorpels in den Knochen ein und verlaufen zum Teil zur Epiphyse nach kranial und zu einem Großteil zur Metaphyse nach distal. Großzügige Anastomosen wie im lateralen Bereich finden sich medial weniger. Die Systeme der Epiphysen- und Metaphysengefäße zeigen zahlreiche Anastomosen und haben mit dem Alter keine Abnahme der Leistungsfähigkeit des Gefäßbaumes gezeigt.

Quantitativ geschätzt übernehmen die lateralen Epiphysengefäße 4/5 der oberen Oberschenkelepiphyse, die unteren Metaphysenarterien 2/3 der Blutversorgung der Metaphyse des Oberschenkelkopfes. Die lateralen Epiphysengefäße sind damit für die Gelenkoberfläche die wichtigsten. Sie sind diejenigen, die bei der Schenkelhalsfraktur am stärksten beeinträchtigt sind (Trueta 1968; Trueta u. Harrison 1953).

1.3.3.2
Pathologie beim Schenkelhalsbruch

Claffey (1960) von der Arbeitsgruppe um Trueta stellte an Leichenpräparaten fest, dass bei einem Bruch distal der Eintrittsstelle der lateralen Epiphysengefäße in den Knochen diese lateralen Epiphysengefäße vom Knochen abgezogen waren. Es war jedoch eine beträchtliche Verschiebung der Fragmente ohne Schaden oder Spannung der Gefäße möglich. Regelmäßig sah er aber eine Schädigung der unteren Metaphysengefäße. Im Gegensatz dazu konnte er zeigen, dass bei einem Bruchverlauf am Eintrittspunkt der Gefäße in den Hüftkopf etwa 0,5 cm unterhalb des Gelenkknorpelrandes immer eine intraossäre Zerreißung der lateralen Epiphysengefäße stattfand.

Santos (1930) und Phemister (1934) haben überzeugend darstellen können, dass trotz eines avaskulären Kopfsegmentes und offensichtlicher radiologischer Veränderungen im Sinne einer Femurkopfnekrose eine Fraktur heilen kann.

Nach Eschberger u. Eschberger (1987) ist das Revitalisierungsvermögen des Femurkopfes größer als allgemein angenommen wird. In ihren von Chirurgen als „avital" entnommenen Präparaten sahen sie nekrotisches Gewebe durchsetzt mit vitalen, oft mehrkernigen Zellen. Sie nehmen an, dass es bei jeder Schenkelhalsfraktur zu einem vorrübergehenden lokalen Stillstand des Blutkreislaufs und anschließend mehr oder weniger ausgedehnten Nekrosen kommt, in die Revitalisierungskeime einwachsen und Nekrosen abbauen. Dies ist ihrer Meinung nach nur möglich, wenn ein Rest an Blutzirkulation verbleibt oder möglichst bald durch Neueinwuchs kleiner Gefäße gebildet und nicht wieder zerstört wird.

In experimentellen Arbeiten konnten Zemansky u. Lipmann (1929) sowie Stuart (1933) nachweisen, dass die Blutversorgung über die Arterie im Ligamentum teres die Kopfvitalität alleine nicht Gewähr leisten kann. Sie spielt lediglich eine Rolle bei der Revaskularisation eines avaskulären Kopfes. Claffey (1960) bestätigte diese Meinung.

1.4
Problembeschreibung

Nachdem die Probleme der instabilen Schenkelhalsfraktur des Menschen erkannt und beschrieben waren, galt sie lange Zeit als die „unsolved fracture" (Nicoll 1963), da sie viele ungelöste Probleme aufwarf. Bezog sich das Adjektiv „unsolved" bei Nicoll's noch auf eine mögliche Bruchheilung, so hat sich dessen Bedeutung heute dahingehend geändert, dass dieses Problem mittlerweile gelöst zu sein scheint. Hingegen sind viele Phänomene der medialen Schenkelhalsfraktur in der langen Beobachtungszeit seit der

Röntgendiagnostik und chirurgischen Behandlung bekannt, jedoch bei weitem nicht ausreichend erklärt (Bonnaire et al. 1993).

Ist die früher fast obligate Pseudarthrose heute nur noch selten zu beobachten, so entwickelte sich nach deren erfolgreicher Behandlung durch bessere, dynamische Osteosyntheseverfahren zunehmend das Problem der aseptischen Femurkopfnekrose, die bei bestimmten Voraussetzungen immer noch in 30–40% aller Fälle auftreten kann (Pelzl et al. 1982; Penschuk et al. 1982; Resch u. Sperner 1987; Scharf et al. 1984).

Eine Vielzahl von Beeinflussungsfaktoren für die Vermeidung dieser Hauptkomplikationen werden diskutiert, gesichert ist nur der Erfolg der frühen Reposition und stabilen Osteosynthese. Aber auch unter optimalen Voraussetzungen ist der Erfolg der nach allen Richtlinien der Kunst ausgeführten Osteosynthese nicht immer gewährleistet.

Aus neueren Arbeiten geht unzweifelhaft hervor, dass eine dynamische Osteosynthese mit parallelen Schrauben eine Pseudarthrose bei technisch korrekter Ausführung vermeiden kann, wenn nicht gleichzeitig eine Kopfnekrose eintritt (Bonnaire et al. 1993; Kuner et al. 1995; Pelzl et al. 1982; Reimers 1964; Zilch 1976). Das eigentliche Problem ist damit die Hüftkopfnekrose geworden. In diesem Zusammenhang stellen sich folgende Fragen:

- Warum wird der Hüftkopf bei einer Schenkelhalspseudarthrose, die sich bei instabilen Frakturen ohne Osteosynthese regelmäßig entwickelt, nicht immer nekrotisch?
- Warum steigt die Nekroserate nach stabiler Osteosynthese und guter Voraussetzung für eine Revaskularisation an?
- Wie ist eine Revaskularisation des Oberschenkelkopfes vorstellbar, wenn bei bestimmten Frakturtypen mit entsprechender Dislokation nachweislich die kopfernährenden Epiphysengefäße komplett durchtrennt sind?
- Warum kommt es bei den eingestauchten stabilen, sog. Adduktionsbrüchen in Spätverläufen ohne weitere Dislokation trotzdem in 11–20% zu partiellen oder totalen Kopfnekrosen?
- Wie sind die Zusammenhänge zwischen der Blutversorgung des Femurkopfes und der mechanischen Stabilität am Schenkelhals?
- Welche Rolle spielt das Hämarthros für die Vaskularisation des Oberschenkelkopfes?
- Welche Rolle spielt das Osteosyntheseverfahren und -konzept bei der Behandlung der medialen Schenkelhalsfraktur bei der gelenkerhaltenden Operation?

Antworten auf diese Fragen könnten zur Problemlösung wesentlich beitragen und das Verständnis der Zusammenhänge zwischen mechanischer Stabilität, Belastung, Durchblutung und Revaskularisation erweitern. Nur wenn alle Bausteine des Mosaiks „Schenkelhalsfraktur und Osteosynthese" zusammengetragen sind und zusammen passen, wird es gelingen, die Rate der folgenschwersten Komplikation, der aseptischen Hüftkopfnekrose zu senken und jungen Menschen den beschwerdereichen Weg über Reosteosynthesen, Umstellungsosteotomien, Gelenkersatz, Infektionen, Lockerung von Prothesen bis hin zur Gelenkresektion zu ersparen.

2 Zielsetzung der Arbeit

Ziel der vorliegenden Arbeit ist es, weitere Aufschlüsse über ungeklärte Zusammenhänge der Heilungsvorgänge am Schenkelhals zu erlangen und mit den bereits bekannten Fakten in Einklang zu bringen. Ausschlaggebend für die neuerliche Beschäftigung mit einem alten Thema waren eigene Nachuntersuchungen von Patienten mit medialen Schenkelhalsfrakturen, die seit 1983 mit einer neuen Methode – der Dynamischen Hüftschraube – operativ versorgt worden waren. Bei dieser Nachuntersuchung zeigten sich auch bei Spätverläufen überraschend gute Ergebnisse bezüglich Frakturheilung und Kopfnekroserate und ein statistisch nachweisbarer Vorteil der sofortigen Operation (Bonnaire et al. 1993).

Den Ursachen für diese Beobachtung sollte mit der Erforschung

- der normalen Perfusion und der möglichen Reperfusion des Oberschenkelkopfes,
- des Einflusses des intraartikulären Hämatoms auf die Durchblutungssituation des Hüftkopfes und
- der mechanischen Verhältnisse nach verschiedenen Osteosynthesen und medialen Schenkelhalsfrakturen auf den Grund gegangen werden.

Folgende Frage interessierten im Einzelnen:

- Der Zusammenhang „Perfusionsstörung" mit der Dislokation der Fraktur, mit dem zeitlichen Intervall Trauma-Operation und dem intraartikulären Hämarthros. Zum anderen sollten die zeitlichen Abläufe der Revaskularisation für den Fall, dass ein Perfusionsdefekt zu verzeichnen war, aufgeklärt werden.
  - Mit der Beantwortung der ersten Fragen sollte eine Risikofaktorenanalyse für eine avaskuläre Hüftkopfnekrose nach medialer Schenkelhalsfraktur möglich sein. Mit der Beantwortung der zweiten Frage sollte es möglich sein, dem Patienten und dem behandelnden Arzt mehr Information über die Prognose und den zeitlichen Ablauf der Wiederher-

stellung an die Hand zu geben. Aus wissenschaftlichem Interesse sollte es möglich sein, die Frage zu beantworten, von wo aus die Revaskularisation ihren Ausgang nimmt und welche Areale zuletzt revaskularisiert werden.

- Die intraoperative Messung des Gelenkbinnendrucks sollte Klarheit bringen, ob überhaupt ein erhöhter Gelenkdruck auftritt (bei welchen Frakturtypen, in welchen zeitlichen, altersabhängigen oder unter welchen anderen Bedingungen auch immer) und ob dieser in der Lage ist, eine Perfusionsstörung herbeizuführen. Aus der Beantwortung dieser Fragen sollten Therapiekonsequenzen abgeleitet werden können, wie zum Beispiel: Wahl des Operationszeitpunktes, routinemäßige Kapselentlastung bei jeder Operation und/oder auch bei nicht dislozierten Frakturen und konservativer Behandlung.

- Die Untersuchung der mechanischen Stabilität nach Osteosynthesen von standardisierten, instabilen Frakturtypen sollte die Frage nach dem besten Prinzip für diese Frakturstabilisierung, den besten mechanischen Vorraussetzungen für eine knöcherne Heilung und ungestörte Revaskularisation klären. Dabei sollte auch geklärt werden, warum mit dem neuen Implantat so gute klinische Ergebnisse möglich waren und welchen positiven Einfluss das Stabilitätsverhalten auf die Revaskularisation haben könnte. Darüber hinaus sollte auch geklärt werden, welchen Einfluss die Osteoporose bzw. Knochendichte auf die Stabilität einer Osteosynthese hat. Nicht zuletzt ist es Ziel der Arbeit, auf Grund der mechanischen Tests herauszufinden, ob mit dem besten Implantat unter Umständen eine frühe Vollbelastbarkeit hergestellt werden kann und ob die Osteosynthese nicht auch für einen größeren Patientenkreis, vor allem der älteren Patienten über 70 Jahre sinnvoll sein könnte und welche Vorraussetzungen dafür vorliegen müssen.

Zur Klärung dieser Fragen wurden folgende Methoden eingesetzt:

- die postoperative 3-Phasen-Skelettszintigraphie mit Verlaufsuntersuchungen bis zum Behandlungsabschluss,
- die intraoperative Druckmessung am Hüftgelenk mit einer neuen, hoch empfindlichen Methode und
- dynamische, mechanische Belastungstests nach 4 verschiedenen Osteosyntheseverfahren und Bruchspaltanalysen mit einem speziell entwickelten Messsystem.

3 Methoden und Ergebnisse

3.1
3-Phasen-Skelett-Szintigraphie zur postoperativen Untersuchung der Femurkopfperfusion

Die gestörte Durchblutungssituation des Femurkopfes nach einer Fraktur ist in vielen Fällen zu erahnen, im Einzelfall jedoch nicht direkt nachweisbar. So werden immer wieder überraschende Heilungen nach schwerst dislozierten Brüchen beobachtet, zum anderen auch Kopfnekrosen, ohne dass eine wesentliche Bruchverschiebung vorliegt. Die möglichen Ursachen für diese Beobachtungen sind zurückzuführen auf Revaskularisationsprozesse einerseits und unerwartete Perfusionsschädigungen aus noch ungeklärter Ursache (arterielle oder venöse Thrombosierungen, Kontusionen) bei nicht dislozierten Frakturen andererseits. Die Ausbildung einer partiellen oder vollständigen aseptischen Hüftkopfnekrose (HKN) ist im Einzelfall schwer vorauszusagen. Partielle Nekrosen können sich noch nach 4–6 Jahren ausbilden, während sich Totalnekrosen innerhalb von 3–12 Monaten durch Komplikationen manifestieren (Bonnaire et al. 1993; Jeanneret u. Jakob 1985; Manninger et al. 1985; Reichelt 1969a, 1969b).

Es wäre also prinzipiell wünschenswert, die Situation für den Einzelfall zu kennen, um die Prognose zu untermauern oder die Therapie zu steuern. Darüber hinaus sollten Heilungsvorgänge kontrolliert werden können. Diese Vorgänge sollen mit der 3-Phasen-Skelett-Szintigraphie untersucht werden, die in dieser Fragestellung erstmals eingesetzt wurde.

3.1.1
Methode

Zur Knochenszintigraphie verwandte Chelate des osteotropen 99 m Tc-Phosphonates werden kurz vor ihrer i.v. Injektion durch Markierung hergestellt. Erwachsene erhalten 10–15 mCi 99 m Tc = 700 mBq intravenös injiziert. Systemische Nebenwirkungen sind bisher nicht bekannt. Die Strahlenbelastung ist mit 0,0007 rem/mCi niedrig. Die Gesamtbelastung durch die Summe aller nuklearmedizinischen Untersuchungen verbleibt innerhalb der Grenzen der natürlichen Strahlenbelastung und ist insgesamt vernachlässigbar (Moser u. Schober 1994).

Der Mechanismus der Tracer-Aufnahme am Knochen ist molekularbiologisch noch nicht genau geklärt. Man geht davon aus, dass das Diphosphonat an der Knochenoberfläche absorbiert wird, mit spezieller Affinität an Stellen mit neuem Knochenanbau (Francis u. Fogelman 1987). Die Aufnahme des Diphosphonates soll in erster Linie die Aktivität der Osteoblasten widerspiegeln, ist jedoch auch abhängig von der Skelettdurchblutung. Es ist nicht genau bekannt, ob die Anlagerung der Chelate durch aktiven Transport über die Osteozyten und ihre Dendriten verläuft oder auf dem Diffusionsweg direkt aus den Kapillaren in die wässrige Phase der Knochengrundsubstanz (Francis u. Fogelman 1987; Fueger u. Aigner 1990).

Nach intravenöser Applikation von mit 99m-Tc markierten Phosphonaten kommt es zur Adsorption des Tracers an der Knochenoberfläche. Das Ausmaß der Adsorption ist abhängig von der Durchblutung, dem Knochenumbau und der Knochendichte.

Unmittelbar nach der Applikation des Radioisotops erfolgt die Erfassung der Perfusion. Die Frühphase im Knochenszintigramm (10 min nach Injektion) zeigt die Exsudation in den Extravasalraum. Die Spätaufnahme (nach 3 h) gibt Auskunft über den Knochenumbau und gilt als Maß für die Osteoblastenaktivität (Fueger u. Aigner 1990).

Bei einer umschriebenen Hüftkopfnekrose im Frühstadium ist folgender Befund in der 3-Phasen-Szintigraphie zu erwarten: unauffällige Röntgenaufnahme, verminderte Perfusion, verminderte Exsudation und verminderte Aktivitätsanreicherung im Hüftkopf.

Auf diese Art und Weise lassen sich eine fehlende Durchblutung und ein herabgesetzter Stoffwechsel im Knochen mit hoher Sensitivität erfassen (Hahn u. Bokisch 1994; Koo et al. 1994)

3.1.2
Patienten

Aus den oben angeführten Gründen (klinische Entscheidung zur gelenkerhaltenden Operation, Frakturschmerzen ohne Stabilisierung, Zeitaufwand von 3 h, damit Zeitverlust für die Operation) wurde auf ein präoperatives Ausgangsszintigramm verzichtet. Es wurden nur postoperative Verlaufsbeobachtungen durchgeführt. Die erste Kontrolle erfolgte eine Woche nach der Operation und lieferte damit die Ausgangssituation zur Vergleichsmöglichkeit in den weiteren Kontrollen nach 3 und 6 Monaten. 21 Patienten mit medialen Schenkelhalsfrakturen und Osteosynthese wurden bis 3 Monate nach der Operation prospektiv erfasst und klinisch sowie szintigraphisch nachuntersucht. Bei unauffälligem Szintigramm nach dieser Zeit und gleichzeitiger Beschwerdefreiheit wurde auf eine weitere szintigraphische Untersuchung verzichtet. Bei Patienten mit Perfusionsdefekt nach der ersten oder zweiten Untersuchung wurde die szintigraphische Untersuchung auch nach 6 Monaten wiederholt. Alle Patienten befinden sich weiterhin in klinischer Kontrolle. Die Beurteilung der Ergebnisse des Szintigramms erfolgte in 3 Qualitäten: 1. normale, seitengleiche, 2. partiell gestörte, seitendifferente Perfusion und 3. totaler Perfusionsausfall im Femurkopf. Die Patienten waren im Durchschnitt 50,2 Jahre alt (jüngster Patient 29, ältester 69 Jahre). Es lagen 3 eingestauchte, 4 nicht dislozierte und 14 mehr oder weniger dislozierte Frakturen vor. Die Operationen erfolgten durchschnittlich nach 5,6 h (3–30 h).

3.1.3
Ergebnisse

Nach dieser Vorgehensweise konnten bisher die Verläufe von 21 Patienten prospektiv verfolgt werden. Die durchschnittliche Beobachtungszeit liegt bei 24 Monaten mit einem Minimum von 12 Monaten. In 8 von 21 Fällen sahen wir eine seitengleiche, normale, in 7 eine partiell gestörte und in 6 Fällen eine vollständig ausgefallene Perfusion des Femurkopfes. Die Perfusion war in 16/21 Fällen 3 Monate nach dem Schenkelhalsbruch völlig normal, in 3 Fällen partiell und in 2 Fällen vollständig ausgefallen. Nach 6 Monaten war die Perfusion bei allen untersuchten Patienten normal bis auf die letztgenannten 2 Fälle, die keine Besserung zeigten (Tabelle 3.1).

Tabelle 3.1. Verlaufskontrollen von 21 Patienten mit der 3-Phasen-Szintigraphie

Name	Alter	Garden	PO a	PO b	3M a	3M b	6M a	6M b	Rad.	Klin.
M. F.	29	I	+	+	+	+	n.u.	n.u.	o. B.	o. B.
S. H.	55	I	–	–	+	+	n.u.	n.u.	o. B.	o. B.
M. A.	41	I	+	+	+	+	n.u.	n.u.	o. B.	o. B.
J. J.	59	II	+	+	+	+	n.u.	n.u.	o. B.	o. B.
K. U.	55	II	+	+	+	+	n.u.	n.u.	o. B.	o. B.
S. J.	52	II	+	–	+	+	n.u.	n.u.	o. B.	o. B.
W. W.	67	II	– –	– –	–	–	+	+	o. B.	o. B.
B. H.	61	III	–	–	+	+	+	+	o. B.	o. B.
B. R.	65	III	–	–	+	+	+	+	o. B.	o. B.
H. C.	59	III	–	–	+	+	+	+	o. B.	o. B.
K. H.	59	III	–	–	+	+	+	+	o. B.	o. B.
K. J.	40	III	–	–	+	+	n.u.	n.u.	o. B.	o. B.
M. K.	52	III	– –	– –	– –	– –	– –	– –	HKN	HKN
S. K.	43	III	– –	– –	+	+	+	+	o. B.	o. B.
S. A.	57	III	+	+	+	+	n.u.	n.u.	o. B.	o. B.
U. J.	47	III	+	+	+	+	n.u.	n.u.	o. B.	o. B.

Tabelle 3.1. (Fortsetzung)

Name	Alter	Garden	PO a	PO b	3M a	3M b	6M a	6M b	Rad.	Klin.
K. J.	44	IV	--	--	-	-	+	+	o. B.	o. B.
K. Jo.	48	IV	-	-	+	+	+	+	o. B.	o. B.
K. M.	69	IV	+	+	+	+	n.u.	n.u.	o. B.	o. B.
M. H.	59	IV	--	--	-	-	+	+	o. B.	o. B.
R. R.	53	IV	--	--	--	--	--	--	HKN	HKN

PO a: Frühphase 10 min nach Injektion (Exsudation in den Extravasalraum) postoperativ; PO b: Spätphase 3 h nach Injektion (Maß für Knochenumbau und Osteoblastenaktivität); 3M a: Frühphase; 3M b: Spätphase 3 Monate postoperativ; 6M a: Frühphase; 6M b: Spätphase 6 Monate postoperativ; n. u. keine szintigraphische Untersuchung, o. B. : ohne pathologischen Befund; HKN: Hüftkopfnekrose; + = normale, seitengleiche Perfusion; - = partiell gestörte, seitendifferente Perfusion; -- = totaler Perfusionsausfall

3.1.3.1
Zusammenhang zwischen Perfusion und Frakturklassifikation (siehe Abb. 1.2)

Garden I. Drei Patienten hatten nicht dislozierte, eingestauchte Frakturen vom Typ Garden I. Davon hatte einer einen Teildefekt postoperativ, der sich nach 3 Monaten vollständig erholt hatte. Die beiden anderen Patienten hatten eine normale Perfusion sowohl postoperativ als auch nach 3 Monaten.

Garden II. Vier Patienten von 21 hatten eine nicht dislozierte, nicht eingestauchte Fraktur Typ Garden II. Ein Patient hatte postoperativ in der Frühphase eine normale Exsudationsphase aber einen Teildefekt in der Spätphase, nach 3 Monaten waren seitengleiche Normalverhältnisse wiederhergestellt.

Eine Patientin hatte postoperativ schwere Perfusionsdefekte in beiden Phasen, nach 3 Monaten weiterhin Teildefekte und nach 6 Monaten wieder eine Normalperfusion.

Die beiden anderen Patienten hatten durchgehend gute Perfusionsverhältnisse.

Garden III. Neun von 21 Patienten hatten eine dislozierte Fraktur mit Kontakt der Trabekel am Adam'schen Bogen im Sinne einer Garden-III-Fraktur. Davon hatten lediglich 2 durchgehend eine Normalperfusion. In 5 Fällen sahen wir in beiden Phasen einen anterolateralen Teildefekt postoperativ und Normalverhältnisse nach 3 und 6 Monaten.

Bei 2 Patienten waren in beiden Phasen schwere Perfusionsausfälle zu verzeichnen, in einem Fall war die Perfusion nach 3 Monaten normalisiert, im anderen Fall nach 6 Monaten weiterbestehend schwer gestört. Hier hat sich auch klinisch mittlerweile eine Kopfnekrose entwickelt.

Garden IV. 5 Patienten hatten eine schwer dislozierte Fraktur, bei welcher die Trabekel nach der Fraktur keine Verbindung mehr miteinander hatten, entsprechend einem Garden-IV-Typ. Bei einem Patienten war postoperativ und nach 3 Monaten eine regelrechte Perfusion, bei einem weiteren eine partiell gestörte Perfusion nachweisbar. Bei 3 Patienten waren postoperativ Totalausfälle vorhanden. In einem Fall war weder nach 3 noch nach 6 Monaten eine Erholung erkennbar, die Patientin entwickelte eine Totalnekrose und wurde mit einer zementierten TEP behandelt. Bei 2 Patienten war nach 3 Monaten noch ein anterolateraler Teildefekt und nach 6 Monaten eine szintigraphische Normalisierung sichtbar.

3.1.4
Diskussion

Zur Beurteilung der Perfusion des Femurkopfes stehen uns mehrere Methoden zur Verfügung.

Die *selektive Katheterangiographie* der lateralen Epiphysengefäße ist eine invasive, zeitraubende und im Falle einer Fraktur für den Patienten unzumutbare Methode, die auch nach neueren Mitteilungen bei Nekrosen in 80% der Fälle Abbrüche der lateralen Epiphysengefäße zeigt (Langer et al. 1991, 1993). Die *Magnetresonanztomographie* ist relativ rasch durchführbar, im Falle einer Fraktur vielleicht noch zumutbar, erlaubt aber bei ferromagnetischen Implantaten keine artefaktfreien Kontrollen; außerdem werden Frühstadien der Nekrose nicht sicher erfasst (Axel et al. 1993; Koo et al. 1994; Wenda et al. 1991). Speer et al. (1990) halten die Methode überhaupt nicht geeignet zur Perfusionsbeurteilung nach medialen Schenkelhalsfrakturen. Die *Ossovenographie* mit direkter Darstellung der Femurkopfvenen durch Injektion von Kontrastmittel in die Spongiosa ist ein Verfahren, das prä- oder intraoperativ angewandt werden kann (Hulth 1956; Manninger et al. 1979), jedoch schwer zu interpretieren ist. Sie bietet auch keine vollkommene Sicherheit bezüglich der Prognose und ist zudem für Kontrolluntersuchungen nicht geeignet. Die *intraossäre Druckmessung mit Sauerstoffpartialdruckmessung,* wie sie Woodhouse (1961), Ficat u. Arlet (1971) und Hungerford (1980) durchgeführt haben, ist eine invasive Methode, die nur temporäre und lokale Perfusionsstörungen erfasst. Verlaufsbeobachtungen sind invasiv. Die *Laser-Doppler-Flussmessung* ist eine Erfolg versprechende Methode, die sich im Tierexperiment, mittlerweile auch bei 5 Patienten mit Femurkopfnekrosen im Spätstadium bewährt hat, jedoch für Kontrolluntersuchungen nicht geeignet ist und nur geringe Areale (2 mm^3) erfassen kann (Swiontkowsky et al. 1986; Swiontkowsky et al. 1993). *Histologische Untersuchungen* liefern nur Proben aus einem definierten anatomischen Bereich. Verlaufskontrollen sind invasiv. Das intraoperative Anbohren des Hüftkopfes gibt Hinweise auf die Perfusion, ist aber nicht genau quantifizierbar und abhängig von der genauen Lokalisation des Bohrens. Die *3-Phasen-Skelett-Szintigraphie* ist verhältnismäßig zeitaufwendig (3 h), im Notfall bei Frakturen (Transport, Schmerz, Verzögerung einer dringlichen Operation) nicht zumutbar, aber für postoperative Kontrollen und Beurteilung der Heilungsvorgänge gut geeignet. Sie gilt als sensitivste Methode für die genannten Fragestellungen (Hahn u. Bokisch 1994; Koo et al. 1994). Erfahrungen mit der *Single Photon Emission Computed Tomografie (SPECT)* werden mitgeteilt, ergeben jedoch keine zusätzlichen relevanten Erkenntnisse. Sowohl Mehr- als auch Minderanreicherungen wurden bei histologisch gesicherten Nekrosen gefunden (Koo et al. 1994).

In der Mehrzahl der Fälle ist die Entscheidung für oder gegen eine Osteosynthese leicht zu treffen und eine weitergehende präoperative Information nicht unbedingt notwendig. Für Verlaufsbeobachtungen scheint die 3-Phasen-Skelett-Szintigraphie am besten geeignet, vor allem solange noch keine Titanimplantate zur adäquaten Stabilisierung der Fraktur zur Verfügung stehen, die eine artefaktfreie Beurteilung im MRI erlauben (Koo et al. 1994; Speer et al. 1990; Wenda et al. 1991).

Für diese spezielle Fragestellung ist die Szintigraphie bis dato lediglich von Broeng et al. (1994) und Dong et al. (1994) eingesetzt worden, wenngleich im skandinavischen Sprachraum posttraumatische Perfusionsstörungen im Femurkopf häufig szintigraphisch diagnostiziert wurden (Strömquist et al. 1988; Wingstrand et al. 1985, 1986) und die Szintigraphie zur Früherkennung von Nekrosen als Methode der Wahl gilt. Sowohl Broeng et al. (1994) als auch Dong et al. (1994) konnten nachweisen, dass eine verminderte Radionuklidaufnahme mit Heilungskomplikationen und späteren Teilnekrosen einherging.

In den vorliegenden eigenen Ergebnissen kristallisiert sich eine dauerhafte Perfusionsstörung bei etwa 20% der Patienten heraus, wobei beide Nekrosen radiologisch nach 6 Monaten erkennbar waren. Dies entspricht in der Häufigkeit dem klinischen Alltag. Es widerspricht jedoch der allgemeinen Auffassung, dass sich das Schicksal des Hüftkopfes beim Unfall entscheidet, und zwar in wesentlichen Momenten: Es ist wohl bekannt, dass Kopfnekrosen bei eingestauchten, funktionell behandelten Frakturen vom Typ Garden I in 12–20% auftreten, ihre Genese ist jedoch ungeklärt (Berwarth et al. 1993; Jeanneret u. Jakob 1985; Raaymakers u. Marti 1991). Die Dislokation mit intraossärer Zerreißung der lateralen Epiphysengefäße kann als Ursache für diese Fälle nicht herangezogen werden. Garden (1971) führte die postoperative Überlastung der durch die Valgusstellung hervorgerufenen Gelenkinkongruenz als mögliche Ursache für Teilnekrosen an. Lequesne u. Cassane (1973) führen Kontusionen als Ursache für die Entstehung von Teilnekrosen nach diesem Frakturtyp an. In dem oben dargestellten Fall ist die partielle Durchblutungsstörung eine Woche nach dem Trauma nachweisbar und erholt sich nach 3 Monaten. Es muss also eine andere Ursache als die Dislokation bei der Entstehung eine Rolle gespielt haben. Zwei Ursachen kommen dafür in Frage: die Kompression der Gefäße im Bereich der Einstauchungszone mit konsekutiver venöser Stauung, wie sie Manninger et al. (1979) und Hungerford (1980) postulieren oder das Hämarthros mit intraartikulärer Kompression der lateralen Epiphysengefäße, wie von Woodhouse (1961), Soto-Hall (1964) und Wingstrand et al. (1985, 1986) vermutet.

Interessant werden die Beobachtungen in der Gruppe der nicht dislozierten Frakturen ohne Einstauchung: In einem Fall war nur die Spätphase mit einem Teildefekt auffällig, ein Befund, der nur durch eine Funktionsstörung der Osteozyten bei erhaltener Perfusion in diesem Bereich erklärt werden kann. Diese Situation wurde von Vegter u. Lubsen (1987) im Tiermodell beschrieben und ist ein zeitabhängiges Phänomen: nach 2 h Perfusionsausfall war das Knochenmark beim Kaninchen noch vital (Perfusionsphase), die Trabekelosteozyten jedoch schon abgestorben. Das vitale Knochenmark (normale Exsudationsphase) war aber in der Lage, frühzeitig für eine Wiederanlagerung von Osteozyten und ein sofortiges Remodelling zu sorgen. Auf unsere Beobachtung übertragen bedeutet dies, dass die sich anbahnenden Osteonekrosen frühzeitig überwunden werden konnten (Normalbefund nach 3 Monaten).

Im 2. Fall war eine schwere, in beiden Phasen nahezu vollständige Perfusionsstörung postoperativ nachweisbar. Diese erholte sich allmählich, nach 3 Monaten war noch ein Teildefekt nachweisbar, erst nach 6 Monaten war eine vollständige Erholung eingetreten; d. h. der Revaskularisationsprozess brauchte wesentlich länger. Dieser Umstand ist leicht durch das avitale Knochenmark (Exsudationsphase) aber auch durch das vergrößerte, zu revitalisierende Volumen (nahezu gesamter Hüftkopf) mit verlängerten Transportwegen erklärbar. Nach Schenk u. Perren (1977) ist eine Revitalisierung im kortikalen Knochen pro Tag auf eine Strecke von 70–100 µm möglich. Auch diese Situation beschreiben Vegter u. Lubsen im Tiermodell: Bei länger dauernder Ischämie des Femurkopfes (6 h) wurde eine vollständige Nekrose beobachtet und die Reparationsvorgänge erfolgten später. Diese waren durch eine appositionelle Knochenneubildung gekennzeichnet, wie es auch von Rösingh u. James (1969) beschrieben wurde.

Interessant ist auch die Tatsache, dass nicht alle der dislozierten Frakturen eine vollständige Perfusionsstörung aufwiesen. In 2 Fällen war die Perfusion durchgehend erhalten. Alle 5 Teildefekte hatten sich nach 3 Monaten erholt, von den beiden Totaldefekten war nach 6 Monaten in einem Fall noch keine Perfusion erkennbar und es entwickelte sich eine manifeste Nekrose.

Die noch stärker dislozierten Frakturen (Garden IV) lassen in den gleichen Relationen (etwa 1:4) Normal- und Minderperfusionen erkennen, allerdings mit gradueller Verstärkung der Durchblutungsstörung sowohl beim Ausgangsbefund als auch nach 3 Monaten. In einem von 5 Fällen ist keine Reperfusion eingetreten. Auch hier entwickelte sich klinisch eine Nekrose.

In der Summe ist jedoch eine erstaunliche Rate an Reperfusionen erkennbar: in 13 von 21 Fällen waren mehr oder weniger ausgeprägte Defekte nachweisbar. In 5 Fällen waren diese nach 3 Monaten nur noch in geringerem Ausmaß und in 2 Fällen auch nach 6 Monaten noch unverändert vorhanden. Es zeichnet sich auch ein Hinweis auf eine zeitabhängige, unterschiedlich verlaufende Revaskularisation des Schenkelkopfes ab: Keine der partiellen Perfusionsstörungen war nach 3 Monaten noch nachweisbar oder führte später zu Problemen. Die 6 kompletten Perfusionsausfälle waren bis auf einen nach 3 Monaten noch vollständig (2 Fälle) oder partiell (3 Fälle) erkennbar und die beiden Fälle, die nach 3 Monaten keine Erholung zeigten, waren auch nach 6 Monaten noch unverändert nachweisbar. Auf diese unterschiedlichen Verläufe haben bereits auch Rösingh et al. (1969, 1972) und Kenzora et al. (1978) hingewiesen.

Nach Koo et al. (1994) ist bei vergleichender Untersuchung die Magnetresonanztechnik nicht sicher in der Lage, Nekrosen im Hüftkopf zu erkennen. Sie sehen neue Ansätze mit Kontrastmittelgaben zur Erkennung der Osteonekrose im Sinne einer dynamischen Untersuchung. Spezifischer ist in ihren Ergebnissen die intraossäre Druckmessung, die Biopsie und die Szintigraphie. Die Szintigraphie war auch in Kaninchenmodellen nach Untersuchungen von Ruland et al. (1992) zur Beurteilung von Frühnekrosen der Magnetresonanz überlegen.

3.1.5
Schlussfolgerungen

Verlaufsbeobachtungen der posttraumatischen Perfusion von Hüftköpfen nach intrakapsulären Schenkelhalsfrakturen lassen Perfusionsstörungen auch bei nicht dislozierten Frakturen erkennen. Die Rate der Störungen ist allerdings bei dislozierten Frakturen wesentlich höher. Teilperfusionsstörungen erholten sich in allen Fällen nach 3 Monaten. Wenn postoperative vollständige Perfusionsausfälle nach 3 Monaten eine Revaskularisation erkennen ließen, so war die Perfusion in allen Fällen nach 6 Monaten normal. Wenn nach 3 Monaten keine Reperfusion erkennbar war, gab es auch nach 6 Monaten keine Anzeichen für eine Revaskularisation. In diesen Fällen muss man von Totalnekrosen ausgehen, die sich auch klinisch bereits manifestiert haben. Diese Beobachtungen bestätigen die Knochenszintigraphie als sensitive Methode zur Verlaufsbeobachtung von lokalen Knochenperfusionsstörungen und -revaskularisationsvorgängen. Sie erlauben nach unseren vorläufigen Ergebnissen eine exakte Voraussage für die Entwicklung einer avaskulären Nekrose. Bei erhaltener Perfusion 1 Woche nach dem Trauma ist eine Nekrose im Verlauf nicht mehr zu fürchten. Da keine Trabekelnekrosen eingetreten sind, erleidet der Knochen auch keine mechanische Schwächung. Diese Patienten können bei stabiler Osteosynthese theoretisch voll belasten, wenn nicht vor der Verletzung eine starke Osteoporose vorgelegen hat. Für Patienten mit partieller, vor allem jedoch mit totaler Perfusionsstörung ist eine Entlastung solange notwendig, bis normale Perfusionsbilder nachweisbar sind. In diesen Fällen muss mit einem Trabekelabbau und einer mechanischen Schwächung in den betroffenen Bereichen gerechnet werden. Diese können einen Implantatausriss oder eine Teilnekrose im belasteten Bereich begünstigen.

3.2
Das Hämarthros im Hüftgelenk

3.2.1
Modell des Hämarthros mit Druck-Volumen-Beziehung

Zur Untersuchung der Behauptung, dass das Hämarthros im Hüftgelenk zu einer zusätzlichen Gefäßschädigung im Sinne einer Kompression der epi- und metaphysären Gefäße führen kann, wurde ein anatomisches Modell entwikkelt, welches erlaubte, intrakapsuläre Druckwerte bei definierten Mengen von Blutinjektionen in die Kapsel zu messen. Dieses Modell hat als Grundlage die Idealvoraussetzung, dass es durch einen Schenkelhalsbruch nicht zu einer wesentlichen Verschiebung der Fragmente gegeneinander kommt, dass keine Kapselzerreißung eintritt und dass aus dem Frakturspalt Blut in den Gelenkbinnenraum austritt, bis sich die Blutung selbst tamponiert.

3.2.1.1
Methode

Es wurden ganze Leichenhüftgelenke en bloc sowohl von azetabulärer Seite proximal des Ansatzes der Gelenkkapsel als auch von femoraler Seite distal des Ansatzes der Hüftgelenkkapsel und ohne Verletzung der Kapsel präpariert. Aus der Vena femoralis entnommenes Blut wurde in definierten Mengen von ventral in das Gelenk injiziert. Über eine von ventral lateral eingebrachte intraartikuläre, seitlich gefensterte Kanüle wurde mittels eines Druckmessgerätes für Kompartmentdruckmessungen (Fa. Stryker) der Druckwert direkt abgelesen und über eine Minute beobachtet. Das Gerät arbeitet mit einem Druckdom nach dem Prinzip eines elektromechanischen

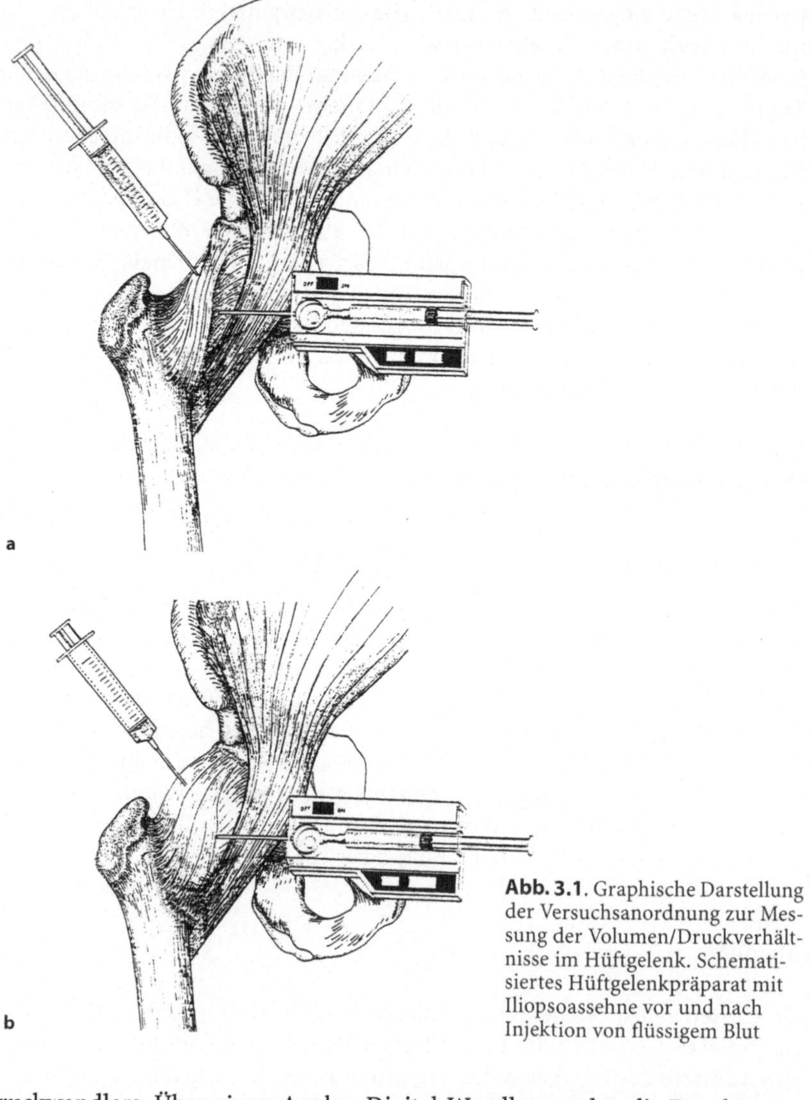

Abb. 3.1. Graphische Darstellung der Versuchsanordnung zur Messung der Volumen/Druckverhältnisse im Hüftgelenk. Schematisiertes Hüftgelenkpräparat mit Iliopsoassehne vor und nach Injektion von flüssigem Blut

Druckwandlers. Über einen Analog-Digital-Wandler werden die Druckwerte direkt auf einem Display mit einer Messgenauigkeit von 1 mmHg angezeigt. Das Gerät muss vor jeder Messung kalibriert werden. Nachdem Druckdom und Kanüle blasenfrei mit Ringer Lösung über eine passende Spritze gefüllt sind, wird die Nadel in den Gelenkraum vorgeschoben. In Stufen von 5 ccm injizierter Lösung wurden die dazugehörigen Druckwerte ermittelt (Abb. 3.1).

3.2.1.2
Ergebnisse

An 2 Leichenpräparaten mit intakter Hüftgelenkkapsel wurde durch das ilio-
femorale Band eine Druckmesskanüle mit angeschlossenem elektronischen
Messgerät der Firma Stryker eingebracht und daneben über eine feine Kanüle
Eigenblut der Patientin (62 Jahre alt, Tod an chronisch myeloischer Leukämie)
injiziert. Das Hüftgelenk war dabei jeweils in *Streckstellung und leichter
Außenrotation* von 10°. Es wurden folgende Drücke registriert (Tabelle 3.2):

Tabelle 3.2. Drücke bei Streckstellung und leichter Außenrotation

	Rechts	Links
5 ml	0	0
10 ml	3	8
15 ml	28	32
20 ml	120	160

Die Sehne des Iliopsoas war für diese Präparation nicht reseziert worden.
Folgende Druckwerte wurden bei *Innenrotation und Streckstellung* gemessen (Tabelle 3.3):

Tabelle 3.3. Drücke bei Innenrotation und Streck-stellung

	Rechts	Links
5 ml	10	13
10 ml	35	45
15 ml	85	95
20 ml	180	203

Bei Beugung der Hüftgelenke auf 70° wurden folgende Drücke gemessen
(Tabelle 3.4):

Tabelle 3.4. Drücke bei Beugung der Hüftgelenke auf 70°

	Rechts	Links
5 ml	0	0
10 ml	0	0
15 ml	12	15
20 ml	34	38

Bei Beugung waren rechts 30 und links 28 ml injizierbar, einhergehend mit Druckanstiegen auf 180 mmHg bis es zu einem Absickern des Blutes an der Einstichstelle kam. Das rechte Hüftgelenk hatte offenbar eine etwas größere Aufnahmekapazität als das linke. Diese kleine Differenz führt vor allem in der Streckstellung und bei größerer Volumeninjektion zu erheblichen Druckdifferenzen. Nach den vorliegenden Messungen gehen Volumina zwischen 10 und 15 ml mit Druckwerten einher, die eine gravierende Drucksteigerung bedingen.

3.2.1.3
Diskussion der Methodik und Ergebnisse

Das gewählte Modell hat einige Schwächen, die eine direkte Übertragbarkeit der simulierten Verhältnisse auf die In-vivo-Situation einschränken: Stark dislozierte Frakturen führen in einer gewissen Prozentzahl zu einem Kapseleinriss und damit zu einer Leckage in der Kapsel, die einen Druckausgleich mit dem Druck im umgebenden Gewebe erlaubt. Das Blut kann über die Septen in den begleitenden Muskelschichten entweichen. Ein Druckaufbau, der die Perfusion des Schenkelkopfes gefährden könnte (Perfusionsdruck unter 50 mmHg) oder ein intrakapsulärer Druck, welcher die epi- und metaphysären Arterien aus der latero-dorsalen Kapsel komprimieren kann, ist in dieser Situation nicht denkbar (Manninger et al. 1985).

Auch könnte man davon ausgehen, dass bei dislozierten Frakturen die freien Frakturflächen das intrakapsuläre Hämatom ableiten, falls nicht eine traumabedingte venöse Thrombosierung der intraossären oder extraossären Abflusswege stattfindet.

Auf diese Möglichkeit hat Manninger (1979, 1985, 1987) immer wieder hingewiesen, wobei er seine Methode der intraossären Phlebographie sogar als Prognoseparameter für die Entstehung von Kopfnekrosen bei einer venösen Abflussstörung herangezogen hat. Andererseits hat Manninger auch beobachtet, dass gerade in den Fällen, in welchen eine venöse Abflussstörung vorlag, das Kontrastmittel leicht und ohne Druck in den Knochen zu injizieren war, woraus er ableitete, dass in diesen Fällen das Hämarthros keine große Rolle gespielt haben könne.

Die Beobachtung, dass die Volumenaufnahme eines unverletzten Hüftgelenkes abhängig ist von der Stellung des Oberschenkels wurde bereits von Walmslay (1928) gemacht. Er beschrieb eine Anspannung der Kapsel bei Extension und Innenrotation des Beines mit einer konsekutiven Verkleinerung des Innenvolumens der Kapsel. Lloyd-Roberts (1953) konnte diese Beobachtung bestätigen und fand zudem, dass die Aufnahmekapazität des Hüftgelenkes bei Flexion und Außenrotation am größten war. Diese Mitteilungen werden durch die vorliegende Modelluntersuchung absolut nachvollzogen und bestärkt. Druckmessungen waren von diesen Autoren nicht vorgenommen worden. Als Ursache für die Verkleinerung des Gelenkvolumens bei der Innenrotation wird eine Torquierung der straffen Kapsel um den Schenkelhals angenommen. Zudem soll die Sehne des M. Iliopsoas bei der Innenrotation um die Kapsel gewickelt werden und das Gelenk komprimieren (Lloyd-Roberts 1953; Soto-Hall et al. 1964; Walmslay 1928). Bei der Flexion wird die ventrale Kapsel schlaff, die ventrale Muskulatur, vor allem die Sehne des M. Rectus femoris hebt sich ab und lässt der Kapsel Raum zur Ausdehnung. Durch den Verlauf der Kapsel-Bandstrukturen ist die größte Entspannung der Fasern in leichter Außenrotation und Flexion vorhanden (Sobotta u. Becher 1972). Dies ist genau die Stellung, die von Patienten mit einer Koxitis mit Gelenkerguss als Entlastungsstellung spontan eingenommen wird, da eine Druckerhöhung sehr schmerzhaft ist (Soto-Hall et al. 1964). Die Untersuchungen von Soto-Hall et al. (1964) scheinen diese Vermutung zu bestätigen: Bei bewusstseinsklaren Probanden konnte er nur 12–15 ml Flüssigkeit ins Hüftgelenk injizieren, dann traten unerträgliche Schmerzen ein. An Leichenpräpararten konnte er dagegen 35–40 ml Flüssigkeit injizieren, allerdings mit Druckwerten um 400 mm Hg.

Die Aufnahmekapazitäten der beiden untersuchten Hüftgelenke zeigen geringe intraindividuelle Differenzen zwischen der rechten und linken Seite. Offenbar hatte das rechte Hüftgelenk eine etwas größere Kapazität. Dies macht sich durchgehend an etwas niedrigeren Druckwerten bei gleichem Volumen an eingebrachter Ringer-Lösung bemerkbar. Bei 70° Beugung wird die Aufnahmekapazität mit 30 ml rechts gegenüber 28 ml links gemessen. Worauf dies zurückzuführen ist, kann nicht mit Sicherheit gesagt werden (angeboren, Spielbein/Standbein, Kapselfibrosierung). Sie führt jedoch bei größeren Volumina zu erheblichen Druckdifferenzen.

Lässt man die oben genannten Situationen – Kapselzerreißung und Frakturdislokation – beiseite, so bezieht sich das Modell nahezu streng auf die Situation, wie sie bei einer stabilen, nicht dislozierten Abduktionsfraktur des Schenkelhalses vorliegt. Erstaunlicherweise liegt die Rate der Femurkopfnekrosen in Langzeitbeobachtungen auch in diesen Fällen bei 11–20% (Berwarth u. Schlickewei 1993; Jeanneret u. Jakob 1985; Raaymakers u. Martl 1991). Ein Großteil der Nekrosen bildet sich auch noch später als 2 Jahre nach dem stattgehabten Trauma aus. Die Nekrose manifestiert sich dann fast immer als Teilnekrose im hauptbelasteten Gebiet, dem lateralen Kopfsektor.

Für diese Art der Verletzung kommt der mechanischen Irritation durch die Instabilität im lateralen Frakturbereich sicher keine Bedeutung zu, da Abduktionsbrüche stabile Brüche sind. Ein Klaffen des Frakturspaltes an der Zugseite wird durch die Valgusposition des Kopfes verhindert. In diesen Fällen muss der Einfluss des Hämarthros oder einer Kopfkontusion mit kon-

sekutiver Perfusionsstörung als Ursache für den späten Kopfkollaps diskutiert werden.

Das angewandte Druckmessverfahren stellte sich insgesamt als hoch
empfindlich und in der Anwendung sehr brauchbar für diese Fragestellung
dar, so dass eine Anwendung für In-vivo-Messungen möglich war.

3.2.2
Intraoperative intrakapsuläre Druckmessung

3.2.2.1
Methode und Patienten

Nach den oben dargestellten Vorversuchen wurden bei 55 Patienten mit
medialen Schenkelhalsfrakturen anlässlich der Operation intraartikuläre
Druckmessungen mit dem Stryker Druckmonitor durchgeführt. Gemessen
wurde bei allen Patienten ohne Rücksicht, ob eine Endoprothese (TEP) oder
eine Osteosynthese durchgeführt werden sollte. Präoperativ wurde bei fast
allen Patienten eine Ultraschalluntersuchung vorgenommen, welche das
Hämarthros abschätzen sollte.

Auf Grund der Tatsache, dass auch ältere Patienten mit Frakturen in die
Messungen mit aufgenommen wurden, die für die Operation einer besonde-
ren Vorbereitung bedurften oder auch spät zugewiesen wurden (6 Patienten
1–2 Wochen nach Fraktur), konnte auch eine alters- und zeitabhängige Korrelation zum intraartikulären Druckverhalten hergestellt werden.

Die Messungen erfolgten standardisiert über das Stryker-Gerät mit einer
„Heidelberger Verlängerung" und einer sterilen PVC-Leitung mit Luer-
Lock Anschlüssen, so dass keine Sterilitätsprobleme zu befürchten waren.
Nach Höhenkalibrierung der Flüssigkeitssäule in der Kanüle erfolgte die
Gelenkpunktion mit der Styker-Kanüle ventral inferior an der Kapsel, wo
diese normalerweise schlaff ist (Messanordnung siehe Abb.3.2). Nach Injek-
tion von geringen Flüssigkeitsmengen (< 0,5 ml) kann der intraartikuläre
Druck direkt abgelesen werden.

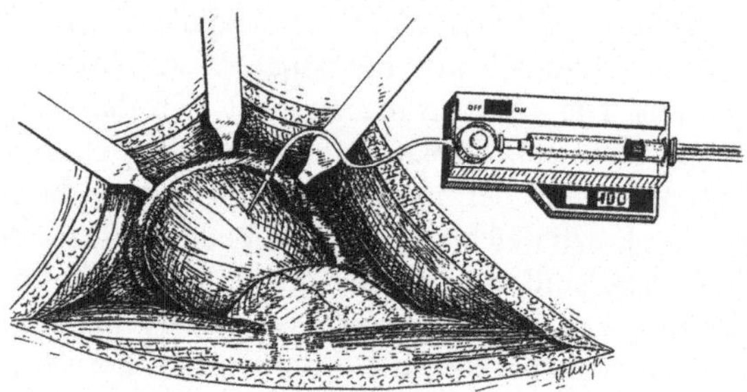

Abb. 3.2. Intraoperative
Druckmessung mit dem
Stryker Gerät, welches von
einem Helfer auf Höhe des
Gelenkes gehalten wurde.
Die Verbindung zur steri-
len Nadel im Gelenk wurde
mit einer „Heidelberger
Verlängerung" hergestellt

Alle Operationen wurden in Intubationsnarkose und Rückenlage ohne Verwendung eines Extensionstisches durchgeführt. Der Zugang zur Operation erfolgte durch lateralen Längsschnitt, Eröffnung der Faszie und transmuskulär durch die Verbindung des Gluteus medius und des Vastus lateralis in Längsrichtung. Anschließend wurde die ventrale Weichteilkulisse des Zuganges angehoben und das Hüftgelenk mit der vorderen Kapsel freigelegt. Jetzt wurde die Punktionskanüle unter Sicht ins Gelenk vorgeschoben und mit der Spritze im Gerät ganz wenig Flüssigkeit ins Gelenk gespült. Danach wurde der Druckwert sofort auf dem Display angezeigt. In der Regel musste ein paar Sekunden gewartet werden, bis sich der Wert eingependelt hatte. Dieser Wert diente als *Spontanwert*, da er ohne Reposition oder Zug am Bein gewonnen wurde.

Anschließend erfolgte die Messung in 70°-Beugung im Hüft- und Kniegelenk (*Flexionswert*), danach unter *Extension* bis ausreichende anatomische Länge gewonnen war (Bildwandler) und zuletzt unter *Innenrotation und Extension* beim Repositionsmanöver.

3.2.2.2
Ergebnisse

Abhängigkeit vom Zeitintervall Trauma – Untersuchung. Auf Grund der unterschiedlichen Dringlichkeit und Art der Operationen (Osteosynthese oder TEP) wurden die intraoperativen Messungen zu unterschiedlichen Zeitpunkten nach Eintritt der Fraktur vorgenommen. Die jüngeren Patienten ohne erhöhtes Operationsrisiko wurden als Notfälle möglichst innerhalb der 6-h-Grenze operiert. Es konnten 8 Messungen innerhalb dieses Zeitraumes vorgenommen werden. Am häufigsten wurde im Intervall von 7–24 h (21 mal) und von 25–48 h nach dem Trauma (14 mal) gemessen. In 6 Fällen wurde zwischen dem 3. und 7. Tag und dem 8. bis 14. Tag nach Fraktureintritt gemessen.

Obwohl sich bei den meisten Patienten nach Eröffnung der Kapsel ein nur scheinbar unter geringem Druck stehendes Hämarthros entleerte, waren die Druckwerte bei noch geschlossenem Gelenk überraschend hoch. Nur bei 13 Patienten war kein messbarer Druck im Gelenk nachweisbar. Kapselperforationen ließen sich nur bei 2 Patienten direkt darstellen. Nicht immer reagierte das Druckverhalten gleichförmig, aber in den allermeisten Fällen war der Druck in Beugung am niedrigsten, in Spontanlage etwas höher, stieg unter Extension an und war am höchsten unter Extension und Innenrotation. Diese Regelhaftigkeit konnte auch statistisch nachgewiesen werden. Die Einzelwerte können aus dem tabellarischen Anhang entnommen werden.

Bei 14 von 55 Patienten wurde eine Osteosynthese mit einer Dynamischen Hüftschraube (DHS) oder einer DHS mit kranialer Zugschraube vorgenom-

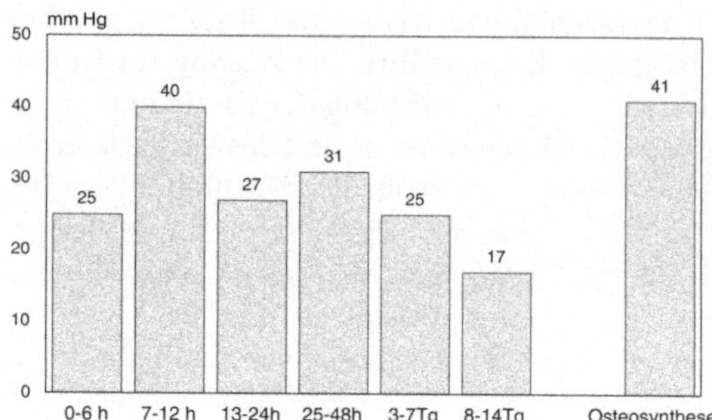

Abb. 3.3. Mittelwerte der spontanen intrakapsulären Druckwerte in Abhängigkeit vom Zeitpunkt der Messung nach dem Trauma. Durchschnittswerte aller Patienten gegenüber den Patienten, die mit einer Osteosynthese behandelt wurden (früher Operationszeitpunkt)

men. Es handelte sich um jüngere Patienten mit kürzerem Trauma-Operationsintervall. Es wurden z. T. erstaunlich hohe Druckwerte gemessen, im Durchschnitt höher als bei der Summe derjenigen Patienten, bei denen eine Totalprothese (TEP) implantiert wurde. Sie waren aber vergleichbar hoch wie bei den etwa im gleichen Zeitintervall zwischen Fraktur und Operation mit einer TEP versorgten Patienten (Abb. 3.3).

Die Ergebnisse aller intraoperativer Messungen zeigen einen zeitabhängigen Verlauf der intraartikulären Drücke durch das Hämarthros. Selbst bei den frühesten Messungen, die 3–6 h nach Trauma vorgenommen werden konnten (8 von 55) wurden unter Spontanbedingungen Druckwerte von 25 mmHg im Durchschnitt gemessen.

Die höchsten Druckwerte wurden mit 36 mm Hg zwischen 7 und 48 h nach dem Trauma gemessen, danach waren sie in der 1. Woche leicht abfallend. Aber sogar 1–2 Wochen nach dem Trauma lagen noch Mittelwerte von 17 mm Hg unter Spontanlage des Beines vor.

Im Einzelfall übersteigen sie jedoch den Wert von 50 mm Hg, der als kritischer Perfusionsdruck angesehen werden muss. Unter Extensionsbedingungen steigt dieser Druck und wird vor allem unter Repositionsbedingungen (Extension und Innenrotation) so hoch, dass eine Perfusionsminderung durch Gefäßkompression bei fast allen Patienten eintreten muss, wenn die Kapsel nicht durch das Trauma rupturiert ist. Dieser Mechanismus des Druckanstiegs bei Innenrotation und Extension ist auch noch 2 Wochen nach dem Trauma, wenn auch nicht mehr in diesem Ausmaß, erkennbar.

Legt man eine etwas andere Zeitskala für alle Patienten zu Grunde, so erhält man folgende Darstellung (Abb. 3.4).

Eine Veranschaulichung der Ergebnisse im Box & Whisker Plot (Linie innerhalb des Rechtecks: Median, Ränder oben unten 25. bzw. 75. Perzentile. So fallen 50% der Daten in das Rechteck. Die Whiskers markieren die 5. und 95. Perzentile) demonstriert die Streubreite der Einzelwerte, aus denen sich die Mittelwerte zusammensetzen (Abb. 3.5).

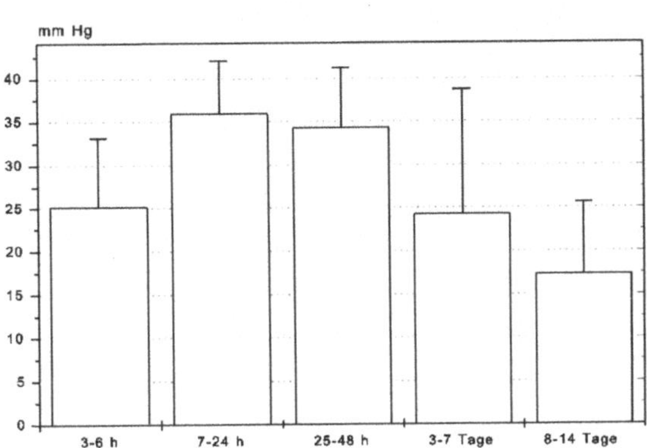

Abb. 3.4. Zeitanhängige Intraartikuläre Mittelwerte unter Spontanbedingungen

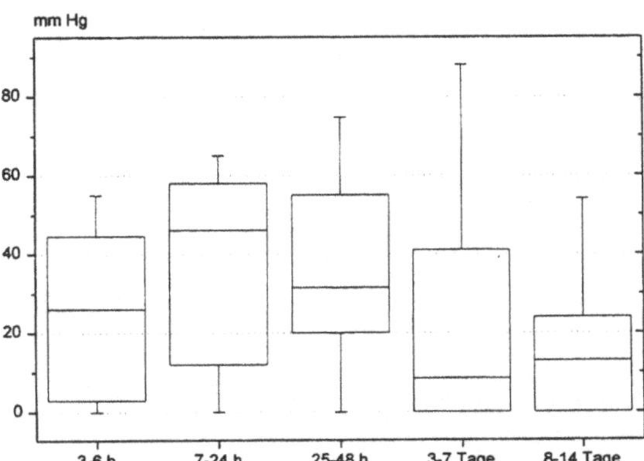

Abb. 3.5. Darstellung der Medianwerte im Boxplot

Abhängigkeit von der Hüftgelenkstellung. Für alle untersuchten Patienten wurden die Mittelwerte in den zuvor festgelegten Hüftgelenkpositionen bestimmt. Die Mittelwerte unterscheiden sich stellungsabhängig auf hohem Signifikanzniveau ($p < 0{,}01$) gegenüber dem Wert bei Dislokation (Spontanlage) im Wilcoxon-Test für unverbundene Stichproben.

Die Mittelwerte aller Patienten in den verschiedenen Hüftgelenkstellungen wurden wie folgt gemessen (Abb. 3.6). Abbildung 3.7 zeigt die stellungsabhängigen Werte im Boxplot.

Aufgeschlüsselt nach den verschiedenen Zeitpunkten der Messungen in Abhängigkeit von Zeitintervall Trauma-Operation und von der Hüftgelenkstellung ergaben sich folgende deskriptive Werte (Tabelle 3.5–3.9):

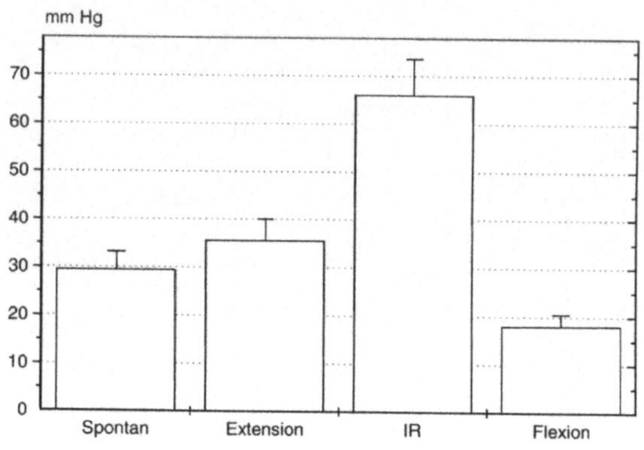

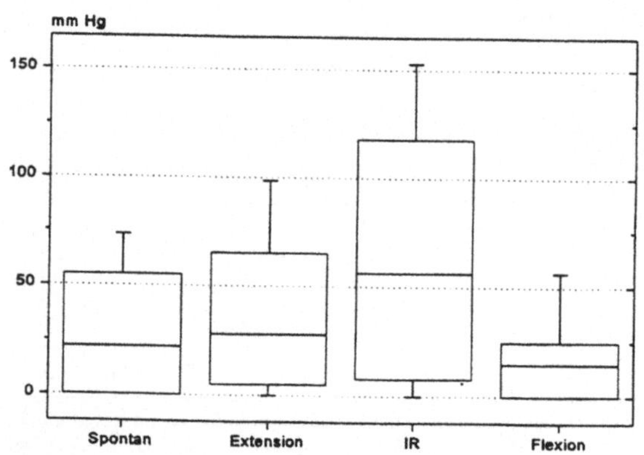

Abb. 3.6. Mittelwerte aller Patienten in Abhängigkeit von der Hüftstellung

Abb. 3.7. Darstellung oder Stellungsabhängigkeitenwerte im Boxplot

Tabelle 3.5. Intraartikuläre Druckwerte 3–6 h nach Trauma in mm HG

	Spontan	Extension	IR	Flexion
Fälle	8	8	8	8
Mittelwert	25,25	36,62	58,75	16,75
Std. Fehler	7,79	12,41	18,27	4,92
Std. Abweichung	22,05	35,12	51,70	13,92
Minimum	0,00	4,00	6,00	0,00
Maximum	55,00	101,00	131,00	36,00
Median	26,00	31,50	45,00	18,50

Tabelle 3.6. Intraartikuläre Druckwerte 7–24 h nach Trauma in mmHG

	Spontan	Extension	IR	Flexion
Fälle	21	21	21	21
Mittelwert	35,95	37,42	71,52	19,47
Std. Fehler	6,08	7,23	11,70	3,94
Std. Abweichung	27,89	33,13	53,62	18,06
Minimum	0,00	0,00	0,00	0,00
Maximum	87,00	100,00	153,00	67,00
Median	46,00	28,00	68,00	15,00

Tabelle 3.7. Intraartikuläre Druckwerte 25–48 h nach Trauma in mmHG

	Spontan	Extension	IR	Flexion
Fälle	14	14	14	14
Mittelwert	34,28	40,57	81,57	22,50
Std. Fehler	6,84	8,09	15,64	5,36
Std. Abweichung	25,60	30,29	58,55	20,07
Minimum	0,00	0,00	0,00	0,00
Maximum	77,00	96,00	165,00	57,00
Median	31,50	37,00	87,00	22,50

Tabelle 3.8. Intraartikuläre Druckwerte 3–7 Tage nach Trauma in mmHG

	Spontan	Extension	IR	Flexion
Fälle	6	6	6	6
Mittelwert	24,33	33,83	57,83	17,16
Std. Fehler	14,33	19,76	28,62	10,57
Std. Abweichung	35,10	48,40	70,11	25,91
Minimum	0,00	0,00	0,00	0,00
Maximum	88,00	122,00	163,00	66,00
Median	8,50	13,00	34,00	6,00

Tabelle 3.9. Intraartikuläre Druckwerte 8–14 Tage nach Trauma in mmHG

	Spontan	Extension	IR	Flexion
Fälle	6	6	6	6
Mittelwert	17,33	29,83	50,83	11,83
Std. Fehler	8,22	12,01	22,51	7,00
Std. Abweichung	20,14	29,42	55,14	17,15
Minimum	0,00	0,00	0,00	0,00
Maximum	54,00	68,00	136,00	45,00
Median	13,00	25,50	37,00	5,50

Tabelle 3.10. Mittelwerte der intrakapsulären Drücke in Abhängigkeit vom Bruchtyp in mm Hg

Typ	Spontan	Extension	Innenrotation	Flexion
Pauwels I n= 6	29,7 ± 25,6	37,8 ± 36,1	61,2 ± 58,9	17,0 ± 20,5
Pauwels II n=22	27,4 ± 25,5	38,3 ± 36,4	70,6 ± 57,0	18,4 ± 18,6
Pauwels III n=27	33,6 ± 28,2	35,5 ± 30,8	68,3 ± 55,6	19,4 ± 18,6

In Extensionsstellung nimmt der intrakapsuläre Druck regelmäßig zu ($p = 0{,}0016$), noch stärker in der Repositionsstellung ($p = 0{,}0005$) und fällt bei Flexion auf 70° ab ($p = 0{,}0003$). Eine statistisch nachweisbare Abhängigkeit vom Zeitpunkt der Messung nach Eintritt der Fraktur liegt nicht vor, obwohl die Mittelwerte in Spontanlage dies vermuten lassen.

Abhängigkeit vom Frakturtyp: Klassifikation nach Pauwels. Nach der statistischen Analyse im Wilcoxon-Test für unverbundene Stichproben war kein statistisch signifikanter Unterschied für die verschiedenen Frakturtypen nachweisbar. Die Mittelwerte der 6 Pauwels I (PI) Typen wurden mit 30 mmHg in der Spontanstellung, 38 unter Zug und 61 mm Hg unter Zug und Innenrotaton und 17 mmHg in Flexion gemessen. Die Mittelwerte der 22 P-II-Frakturen unterscheiden sich davon nur unwesentlich, die 27 P-III-Frakturen zeigen ebenfalls keine statistischen Abweichungen auf Signifikanzniveau. Mit anderen Worten muss sowohl bei einer gering dislozierten als auch bei einer stark dislozierten Fraktur mit einem Druckanstieg im Gelenk gerechnet werden. Die Höhe des Druckes ist dabei nicht vorhersagbar (Tabelle 3.10).

Abhängigkeit vom Frakturtyp: Klassifikation nach Garden. Statistisch lässt sich zwischen nicht dislozierte und dislozierten Frakturen kein signifikanter Unterschied errechnen. Dies mag an der geringen Zahl der nicht oder nur gering dislozierten G-I- und G-II-Frakturen ($n = 4$ bzw. 10) liegen, letztendlich ist auf Grund der hohen Standardabweichung in den einzelnen Gruppen jedoch für den Einzelfall keine Voraussage zu machen. Vor allem die Aussage, dass bei stärker dislozierten Frakturen Typ G III und G IV Kapselzerreißungen ein perfusionsschädigendes Hämarthros verhindern, kann nicht bestätigt werden (Tabelle 3.11).

Zur Frakturklassifikation nach Pauwels (1935) und Garden (1964) siehe Abb.1.2.

Abhängigkeit vom Lebensalter. Bei Kindern ist die Kapsulotomie bei medialen Schenkelhalsfrakturen seit Jahren eine obligate Maßnahme (Böhler 1981; Kay u. Hall 1971; Rüter u. Kreuzer 1982). Für Erwachsene war deren Relevanz

Tabelle 3.11. Mittlere Druckwerte in mmHG mit Standardabweichung

Typ	Spontan	Extension	Innenrotation	Flexion
Garden I n= 4	35,7 ± 30,2	41,5 ± 39,6	73,3 ± 72,2	24,5 ± 25,3
Garden II n= 10	27,3 ± 28,6	36,5 ± 38,3	66,5 ± 56,8	19,2 ± 22,9
Garden III n= 9	24,7 ± 19,6	42,6 ± 36,1	67,8 ± 51,7	13,6 ± 11,2
Garden IV n= 34	32,8 ± 27,9	34,8 ± 31,2	68,9 ± 56,9	19,4 ± 18,4

Tabelle 3.12. Mittlere Druckwerte in mmHG mit Standardabweichung

Alter	Spontan	Extension	Innenrotation	Flexion
27–59 n=14	28,9 ± 25,12	39,5 ± 35,1	63,9 ± 54,5	17,7 ± 16,7
60–74 n=13	41,4* ± 28,2	41,0 ± 36,6	89,3 ± 57,5	21,1 ± 17,9
75–84 n=14	33,1 ± 28,5	41,7 ± 31,1	72,7 ± 58,9	22,4 ± 20,6
85–99 n=16	17,6* ± 21,9	22,1 ± 29,6	43,3 ± 54,3	12,2 ± 16,5

* signifikanter Unterschied p < 0,05

zur Druckentlastung bisher nicht allgemein akzeptiert. Um vergleichbar große Gruppen zu erhalten, wurden die Patienten bis 59 Jahre (n = 14), von 60–74 Jahren (n = 13), von 75–84 (n = 414) und von 85–99 Jahren (n = 16) zusammengefasst. Für die Ausgangswerte ohne Manipulation am Hüftgelenk (spontan) errechnete sich eine signifikante Differenz zwischen der Gruppe der 60–74jährigen und den 85–99jährigen Patienten mit Mittelwerten von 41 bzw. 18 mmHg (p < 0,05). Des Weiteren waren die Drücke unter Zug und Innenrotation zur Reposition signifikant (p < 0,05) und unter Zug und Flexion tendenziell (p = 0,085 bzw. 0,082) höher in der erstgenannten Gruppe gegenüber der letzteren (Wilcoxon-Test für verbundene Stichproben). Damit sind diese beiden Gruppen diejenigen, die sich am stärksten unterscheiden. Die übrigen Gruppen unterscheiden sich nicht signifikant, ihre Mittelwerte differieren jedoch stärker als diejenigen, die sich nach dem Zeitraum zwischen Trauma und Operation oder Bruchtyp klassifizieren lassen (Tabelle 3.12).

3.2.3
Bedeutung des Hämarthros für die Hüftkopfperfusion

3.2.3.1
Diskussion der Literatur

Woodhouse stellte 1961 vermutlich als erster die Zusammenhänge zwischen einer Erhöhung des intraartikulären Druckes durch ein Hämarthros und der Perfusionsminderung des Femurkopfes fest. Er beobachtete, dass sich bei erwachsenen Hunden eine avaskuläre Nekrose entwickelte, wenn die intrakapsulären Drücke konstant bei 50 mmHg über 12 h nach einer extrakapsulären Osteotomie des Schenkelhalses gehalten wurden.

Etwa zur gleichen Zeit berichteten Soto-Hall et al. (1964) über Erhöhungen des intraartikulären Druckes bei medialen Schenkelhalsfrakturen des Menschen und über verschiedene Messtechniken. Sie stellten Druckerhöhungen im Gelenk fest, die über dem arteriolären Druck von 40 mmHg lagen, vor allem, wenn eine Extension und Innenrotation des Beines zur Reposition der Fraktur erfolgte. Sie folgerten, dass die hohe Nekroserate von 70% nach konservativer Behandlung mit Extension, Innenrotation und Gipsruhigstellung nach Whitman (1925) durch das Hämarthros und die fixierte Stellung der Hüfte verursacht sein könnte.

Anatomische Studien über die Blutversorgung des Oberschenkelkopfes (Boyd et al. 1955; v. Lanz u. Wachsmuth 1972; Trueta u. Harrison 1953; Woodhouse 1961) konnten nachweisen, dass alle Gefäße (epiphysäre, metaphysäre und das Lig.-teres-Gefäß) intraartikulär verlaufen. Sie sind von lockeren Synovialmembranen bedeckt und verlaufen über längere Strecken entlang des Schenkelhalses in der Kapsel von der Basis des Schenkelhalses bis zur Knorpel-Knochen-Grenze des Kopfes. In ihrem langen Verlauf sind ihre Gefäßwände relativ ungeschützt gegen einen erhöhten Druck durch ein Hämatom innerhalb der unelastischen, kräftigen Kapsel.

Bei der dislozierten medialen Schenkelhalsfraktur wird das distale Fragment typischerweise nach außen gedreht und leicht gebeugt. In dieser Position ist das Kapselvolumen groß, da die Kapsel entspannt ist. Oder aber sie ist zerrissen. Das übliche Repositionsmanöver mit Zug, Abduktion und Innenrotation verkleinert bei intakter Kapsel den Gelenkbinnenraum dadurch, dass sich die Kapsel dem Schenkelhals eng anlegt. Zudem wickelt sich der Iliopsoasmuskel bei dieser Bewegung um die mediale Kapsel und führt zusätzlich zu einer Druckerhöhung (Soto-Hall et al. 1964).

Henard u. Calandruccio (1970) konnten zeigen, dass bei Innenrotation, Abduktion und Extension nach 6 h und mehr bei jugendlichen Hunden allein auf Grund der Anspannung der Gefäße in der Kapsel eine Hüftkopfnekrose hervorgerufen werden kann. Nach diesen Beobachtungen wurde eine Beteiligung des intrakapsulären Hämatomes an der Genese der Hüftkopfnekrose immer mehr wahrscheinlich.

Der kritische Punkt, ab welchem der intraartikuläre Druck zu einer *arteriellen Perfusionsschädigung* des Kopfsegmentes führen kann, wurde von Soto-Hall et al. (1964) mit 40 mm Hg angenommen, dem üblichen arteriolären Druck im peripheren Gewebe, obwohl 1964 hierüber noch keine experimentellen Ergebnisse vorlagen. Woodhouse hatte den kritischen Druck bei Hunden mit 50 mm Hg gemessen. Drake u. Meyers (1984) gingen von einem kritischen Druck ab dem diastolischen Druck aus. Auch Ganz et al. (1981) gehen von diesem Wert aus. Sie konnten nachweisen, dass eine Druckerhöhung auf 80 mm Hg über 4 h Dauer irreversible Schäden an der Epiphyse von Kaninchen erzeugt. Zuletzt konnten Swiontkowski et al. (1986, 1993) mittels Laser-Flussmessung zeigen, dass beim Kaninchen der Blutfluss bei Druckwerten schon ab 20 cm Wassersäule im Gelenk um mehr als 1/3, ab 40 cm H_2O um die Hälfte reduziert war. Beim Menschen ist bisher kein kritischer Druck bekannt, er muss allerdings in der gleichen Größenordnung liegen.

Bezüglich der Druck-Mess-Methodik konnten Soto-Hall et al. (1964) zeigen, dass die Druckwerte, welche über eine Nadel mit Steigrohr gemessen wurden, wesentlich niedriger lagen als die Druckwerte, welche mit einem elektromechanischen Druckwandler gemessen werden. Er führte dies auf die Tatsache zurück, dass beim Steigen des Blutes im Steigrohr Flüssigkeit aus dem Gelenk entlastet wird. Bei seinen In-vivo-Messungen konnten nur 12–15 ccm Flüssigkeit ins Hüftgelenk injiziert werden, ohne dass bei den Probanden unerträgliche Schmerzen entstanden. Bei Leichenpräparaten konnte er dagegen 35–40 ccm Flüssigkeit in die Hüftgelenke einbringen, dann lag ein Druck von etwa 400 mm Hg vor. Er beobachtete bei beiden Messmethoden einen Anstieg des Druckes unter Zug, Innenrotation und Extension. In dieser „Repositionsposition" wurde der Kapillardruck weit überschritten. Interessanterweise konnte er auch nachweisen, dass nach der Reposition der Fraktur bei 7 Messungen der intraartikuläre Druck bei verschiedenen Positionen der Hüfte (auch bei Neutralstellung und Beugung) über dem Kapillardruck lag.

Körner et al. (1981) beobachteten bei Garden-I- bis Garden-III-Frakturen intraartikuläre Druckwerte zwischen 40–125 mm Hg bei der Innenrotation allerdings nur 17–36 mm Hg bei Garden-IV-Verletzungen. Sie postulieren keine Perfusionsstörung auf Grund der hohen Druckwerte, da sie lediglich systolische Druckwerte für kritisch erachten.

Strömquist et al. (1985) berichten von 2 Patienten mit Hüfttrauma ohne nachweisbare Fraktur und exzellenter Dokumentation des Hämarthros mittels Computertomographie und Druckmessung, wobei intrakapsuläre Drücke zwischen 176 und 240 mm Hg bzw. 280 und 360 mm Hg (Neutralposition bzw. Extension) gemessen wurden. Es gelang 8 bzw. 5 ml Blut zu aspirieren. Szintigraphien zum Zeitpunkt des Hämarthros zeigten eine Reduktion der Kopfdurchblutung um 44 bzw. 37% gegenüber der jeweils unverletzten Seite und eine Normalisierung der Durchblutung nach Entlastung des Hämarthros durch Punktion. Hiermit wurde erstmals der Nachweis der Wirksamkeit des Hämarthros auf die Perfusion des Femurkopfes geführt. Die Autoren weisen auch darauf hin, dass eine inkomplette Ischämie und langsame Verläufe möglich sind.

Wingstrand et al. (1986) zeigten in 8 Fällen von nicht dislozierten Schenkelhalsfrakturen mit intrakapsulären Hämatomen (CT-Nachweis) eine reduzierte Kopfdurchblutung in der Technetium-Szintigraphie einhergehend mit erhöhten intrakapsulären Druckwerten. Nach Punktion von 0,5–36 ml Blut war die Perfusionsminderung rückläufig.

Die Arbeitsgruppe um Strömquist (1988) konnte die Ergebnisse von 50 Patienten mit Garden-I- und Garden-II-Frakturen vorstellen, deren Druckwerte zwischen 0 und 320 mm Hg variierten. Sie fanden keine direkte Korrelation zwischen dem intraartikulären Druck und der Größe des intraartikulären punktierten Hämatoms. Auch hier konnte der Zusammenhang zwischen der Hüftgelenkstellung und den Druckwerten hergestellt werden. In Extension und Innenrotation wurden Werte bis 470 mm Hg gemessen. Von 25 Patienten hatten 13 eine verminderte Perfusion des Femurkopfes in der Szintigraphie vor der Punktion des Gelenkes, 9 davon zeigten eine deutlich verbesserte Perfusion nach der Punktion. Die Autoren folgern, dass ihre Untersuchung die These stützt, dass ein erhöhter intraartikulärer Druck den Segmentkollaps nach medialen Schenkelhalsfrakturen fördert.

Die Mitteilungen von Crawford et al. (1988), welche das sonographisch nachgewiesene Hämarthros mit intraartikulären Druckwerten bei Garden-I- bis Garden-IV-Frakturen korrelieren, geben bei nicht dislozierten Frakturen durchschnittlich Druckwerte von 66 mm Hg mit Spitzen von 145 mm Hg und bei den dislozierten Frakturen Druckwerte zwischen 28 und 65 mm Hg an. Die Autoren schlagen eine frühe Dekompression des Hämarthros vor, vor allem bei den nicht dislozierten Typen. Sie führen die niedrigen Druckwerte bei den nicht dislozierten Frakturen auf Kapselrupturen zurück, die sonographisch nachgewiesen werden konnten.

3.2.3.2
Diskussion der eigenen Ergebnisse

Die vorliegenden Ergebnisse bestätigen die Bedeutung des Hämarthros nach medialer Schenkelhalsfraktur für die Entstehung der Hüftkopfnekrose. Es wird die Beobachtung Lloyd-Roberts von 1953 ebenfalls bestätigt, wonach die Hüftgelenkkapazität am größten in Außenrotation und Flexion ist. Auch Soto-Hall wird bestätigt, der 1964 feststellte, dass bei der Innenrotation und Extension der Gelenkbinnenraum verkleinert wird und dadurch eine Druckerhöhung eintritt. Man muss den kritischen Druck, bei welchem es zu einer Perfusionsstörung des Hüftkopfes kommt, zwischen 30 und 50 mm Hg ansetzen (Henard u. Calandruccio 1970; Soto-Hall et al. 1964; Swiontkowski et al. 1986; Woodhouse 1961).

Die erstmals für diese Fragestellung verwandte Methodik der intrakapsulären Druckmessung mit dem Stryker Gerät hat sich in unserer Hand bewährt. Sie ist hoch empfindlich und führt nicht wie die Messung über ein Steigrohr zu einer messtechnisch bedingten Druckerniedrigung durch Volumenverlust über das Steigrohr. Allerdings kommt es während der Messungen zu nicht unerheblichen Schwankungen bei Änderung des Zug- oder Rotationsausmaßes auf das Gelenk. Es hat sich eine Messung über 10 s bewährt, bei welcher sich ein Wert einpendelt.

Man muss davon ausgehen, dass in Abhängigkeit von der Größe des Hüftgelenkes und seiner Aufnahmekapazität zwischen 15 und 20 ml Hämarthros als kritisch angesehen werden müssen. Dies entspricht den Untersuchungen von Soto-Hall et al. (1964), der bei In-vivo-Messungen 12–15 ccm Flüssigkeit ins Hüftgelenk injizieren konnte, ohne dass unerträgliche Schmerzen bei Probanden entstanden. Die Beobachtung von Körner et al. (1981), dass bei den stark dislozierten Garden-IV-Typen niedrigere intraartikuläre Druckwerte gemessen werden können, konnten nicht bestätigt werden. Offenbar kommt es auch bei den stark dislozierten Frakturen nicht regelmäßig, sondern eher selten zu einer Kapselruptur, die das Hämarthros entlasten könnte (13 von 53 Fälle). Das Hämarthros wird offenbar auch nicht über die Frakturflächen resorbiert, wie zunächst angenommen werden könnte. Wäre dies der Fall, so dürfte kein erhöhter Druck im Gelenk gemessen werden. Es muss im Frakturflächenbereich zu einer physiologischen Gerinnungsreaktion mit Koagelverschluss des Trabekelsystems kommen, welche die Fragmente abdichtet.

Kritisch wird der Druckanstieg in jedem Fall beim Repositionsmanöver. Zwar kann durch das Einbringen eines zentralen Kraftträgers, sei es eine Schraube oder eine Klinge, das Hämarthros über die Frakturfläche abgeleitet werden, dies muss jedoch nicht der Fall sein. Eine größere Bohrung wird jedenfalls mehr Spongiosaräume eröffnen und für eine Perfusion wieder zugänglich machen. Dieses Prinzip machen sich Ficat u. Arlet (1971) bei ihrer Operation des Anbohrens von atraumatischen Teilnekrosen („Core decompression") zu Nutze.

Das Hämarthros hat hier seinen pathophysiologischen Angriffspunkt und es ist nicht durch die Art der Dislokation oder das Alter vorhersehbar. Es muss auf Grund der vorliegenden Ergebnisse gefordert werden, dass, wie bei den kindlichen Frakturen seit langer Zeit üblich, eine suffiziente Kapsulotomie vor der Reposition der medialen Schenkelhalsfraktur erfolgt.

Es muss weiterhin gefordert werden, dass bei nicht dislozierten Pauwels-I- und Garden-I-Verletzungen bei konservativer Behandlung eine Punktion mit suffizienter Drainage des Hämarthros zur Vermeidung einer sekundären Durchblutungsstörung erfolgen muss. Als Screening-Untersuchung hat sich dabei die Sonographie bewährt.

3.2.3.3
Zusammenfassung

Nach den bisher vorliegenden experimentellen Ergebnissen muss der Druck in der Hüftgelenkkapsel auf den umgebenden, frakturierten Knochen direkt übertragen werden, sonst müsste sich das Hämarthros in die venösen Lakunen entleeren (Ficat 1980; Ganz et al.1981; Hungerford 1980; Soto-Hall et al. 1964; Strömquist et al. 1985; Woodhouse 1961). Es ist anzunehmen, dass es in diesem knöchernen Bereich als Folge eines „intrakapsulären Kompartmentsyndroms" zu einer Verminderung der mittleren arteriovenösen Differenz kommt, deren Folgen sich erst im Laufe von Jahren durch einen zunehmenden Trabekelabbau unter Belastung manifestieren. Diesen Mechanismus hält Hungerford (1980) bei der Ischämischen Nekrose des Hüftkopfes für allgemein gültig. Er nimmt an, dass der Knochen sich wie eine geschlossene Kammer verhalten kann, in der eine Druckerhöhung die Ischämie nach sich zieht.

Das Entstehen einer aseptischen Nekrose des Oberschenkelkopfes durch die Entwicklung von hohen intrakapsulären Druckwerten, welche die Perfusion in den intrakapsulären Ästen der A. circumflexa femoris medialis langfristig stören und damit eine Revaskularisation von metaphysär aus verhindern ist nach allem sehr wahrscheinlich. In diesen Fällen ist ein früherer Kollaps des Schenkelkopfes innerhalb des ersten Jahres zu erwarten.

Bei partiellen Revaskularisationsstörungen ist eine Partialnekrose im lateralen Kopfsegment zu erwarten, da die Gefäßversorgung hier am vulnerabelsten, bis hierhin die Reperfusionsstrecke von metaphysär am längsten und der Oberschenkelkopf am stärksten mechanisch beansprucht ist.

Nicht zuletzt ist auch eine Kombination beider pathophysiologischer Mechanismen denkbar. Die Höhe der erreichten Druckwerte spricht jedenfalls für die Möglichkeit der zusätzlichen Revaskularisationsstörung durch eine Kompression der metaphysären Gefäße.

Für den Fall einer dislozierten Fraktur ohne Zerreißung der Gelenkkapsel und einer durch das Trauma bedingten venösen Abflussstörung im Bereich der Frakturflächen, wäre ebenfalls auch ein Kompartmentsyndrom des Hüftgelenkes mit erniedrigter AV-Differenz auf das gesamte Kopfvolumen denkbar, an deren Ende bei fehlender Entlastung des intrakapsulären Hämatoms die Totalnekrose des Kopfes steht.

Diese Situation kann im Modell auf Grund der einzigartigen Gefäß- und Belastungssituation beim Menschen durch den aufrechten Gang nicht bewiesen werden. Sie wäre nur in vivo mit erhöhten intraossären und intrakapsulären Druckwerten und gleichzeitigem Nachweis arterieller Perfusionsstörungen mittels selektiver Arteriographie nachweisbar. Diese Beweisführung ist jedoch auf Grund der Dringlichkeit der Entlastung und des Eingriffes ethisch nicht vertretbar.

Für die Annahme eines derartigen Mechanismus spricht auch die Beobachtung, dass nach Anbohrung einer Teilnekrose im Oberschenkelkopf zunächst eine Schmerzreduktion in 80% der Fälle (Ficat u. Arlet 1971) angegeben wird, eine Tatsache, die mit der Eröffnung von venösen Lakunen durch die Aufbohrung begründet wird. Der weitere Verlauf der Erkrankung im Sinne einer zunehmenden Nekrose des Kopfes kann jedoch durch derartige Maßnahmen im fortgeschrittenen Stadium in der Regel nicht aufgehalten werden. Diese Tatsache spricht für eine irreversible Schädigung der Kopfspongiosa.

Die günstigen Ergebnisse bei kindlichen Schenkelhalsfrakturen, bei welchen schon seit langem die Kapsulotomie und Entlastung des Hämarthros gefordert wird, sprechen ebenfalls für die Bedeutung des Hämarthros auch bei der dislozierten Schenkelhalsfraktur. Auch sind die günstigen Ergebnisse nach Schraubenosteosynthesen im Allgemeinen und mit der großen kanülierten Schraube (DHS) möglicherweise dadurch bedingt, dass die Kopfspongiosa in entweder drei kleineren oder aber in einem zentralen größeren Anteil weit aufgebohrt werden, so dass verschlossene venöse Gefäße wieder eröffnet werden.

Manninger beobachtete bei der perkutanen Schenkelhalsnagelung mit einem neuen System, dass das Hämarthros über die zentrale Bohrung im Schenkelhals und den Frakturspalt entlastet wurde.

Diese Beobachtung in Verbindung mit der Forderung, dass die Operation frühzeitig erfolgen muss, um eine Kopfnekrose weitgehend zu verhindern, stützen die These, dass es sich bei der posttraumatischen aseptischen Kopfnekrose um ein Kompartmentsyndrom des Oberschenkelkopfes handelt. Liegt eine über 6 h anhaltende verminderte arterio-venöse Differenz vor, kann dies konsekutiv zu einem lokalen oder generalisierten O_2-Abfall mit Teilnekrosen des Kopfes und früher oder später zum Kopfkollaps führen. Dementsprechend fordert Ficat (1971, 1980) trotz der Vielfalt der vermuteten Ursachen für die aseptische Kopfnekrose (Trauma, Kortisontherapie, Sichelzellanämie, Morbus Gaucher, Caisson-Krankheit, Arteriitis, Alkoholismus, Gicht, Dysplasie, Phlebitis, Fettstoffwechselstörung) eine bemerkenswerte Uniformität der Symptome, des radiologischen Aussehens, der zirkulatorischen Besonderheiten und des Verlaufes.

Er vermutet als gemeinsame Pathogenese im Bereich der intraossären Zirkulation eine mechanische Unterbrechung der extraossären Blutzirkulation, entweder venös oder arteriell mit einer monomorphen Antwort des Knochenmarkes auf die Ischämie mit Stase, Ödem, intraossärer Druckanhebung, Anhebung des Gefäßwiderstandes und Abnahme des Blutflusses. Auf diese Weise soll ein Circulus vitiosus entstehen. Der Prozess verläuft langsam und endet schließlich in der Nekrose und dem Zusammenbruch der Knochenanteile, die am stärksten belastet sind.

3.2.4
Bedeutung der Sonographie bei medialen Schenkelhalsfrakturen

Seit der Einführung der Ultraschalldiagnostik in die Diagnostik der Säuglingshüfte hat die Sonographie hier ihren festen Stellenwert und ist methodisch nicht mehr wegzudenken. Etwa seit der gleichen Zeit wurde sie zur Diagnostik der Coxitis fugax mit Nachweis von Exsudat in der Hüftgelenkkapsel eingesetzt. Die Diagnose gelingt dabei leicht durch den Nachweis eines echoarmen Bezirkes um den Schenkelhals mit Beobachtung der Hüftgelenkkapsel von ventral in 2 senkrecht zueinander stehenden Schnitten. Es eignet sich dazu ein 5,0 oder 7,5 MHz Linearscanner.

Am nicht verletzten Hüftgelenk bei nicht disloziertem Schenkelhals ist diese Nachweismethode einfach und gut reproduzierbar. Die Probleme stellen sich bei den dislozierten Frakturen durch Schmerzen der Patienten und die Verkürzung des Schenkelhalses, so dass standardisierte Schnitte hier schwierig werden. Dennoch gelingt es in den meisten Fällen wenigstens auf einem Schnitt eine Vorwölbung der Kapsel mit einem Nachweis des Hämarthros darzustellen. Bei den oben geschilderten Patienten gelang es bei insgesamt 45 Untersuchungen in 40 Fällen eindeutig, eine Vorhersage über das Hämarthros zu treffen, eine Kapselperforation konnte direkt nicht nachgewiesen werden, jedoch eine Infiltration in die umgebenden ventralen Weichteile. Eine Kompression der Vena femoralis, welche immer wieder als thrombogenetisches Moment gefordert wird, konnten wir nicht nachweisen.

Die Quantifizierung des Hämarthros gelingt naturgemäß nicht, da sich kein exaktes Volumenmodell errechnen lässt. Zudem ist der Vergleich mit einer Referenzmethode schwierig, da Punktionen der Hüftgelenkkapsel nicht das gesamte Volumen erfassen müssen und nach eigenen Erfahrungen stark variierende Werte bei ähnlichen Druckwerten erbringen. Je nach Vorwölbung der ventralen Kapsel kann jedoch in etwa der Druck in der Kapsel geschätzt werden. In jedem Fall ist bei fehlendem Nachweis eines Hämarthros eine pathogenetisch determinierende Druckerhöhung unter Spontanlagerung auszuschließen.

Nach diesen Beobachtungen eignet sich die Sonographie in der erfahrenen Hand hervorragend als Screening-Untersuchung für ein Hämarthros (Abb. 3.8). Es werden damit die Mitteilungen von Crawford et al. (1988) bestätigt, dass das Hämarthros sonographisch nachgewiesen werden kann. Dessen Beobachtung, dass nicht dislozierte Frakturen höhere Druckwerte aufweisen, als dislozierte Frakturen, können jedoch nicht nachvollzogen werden. Seine Schlussfolgerung, dass das Hämarthros sonographisch punktiert werden muss, muss jedoch voll unterstützt werden.

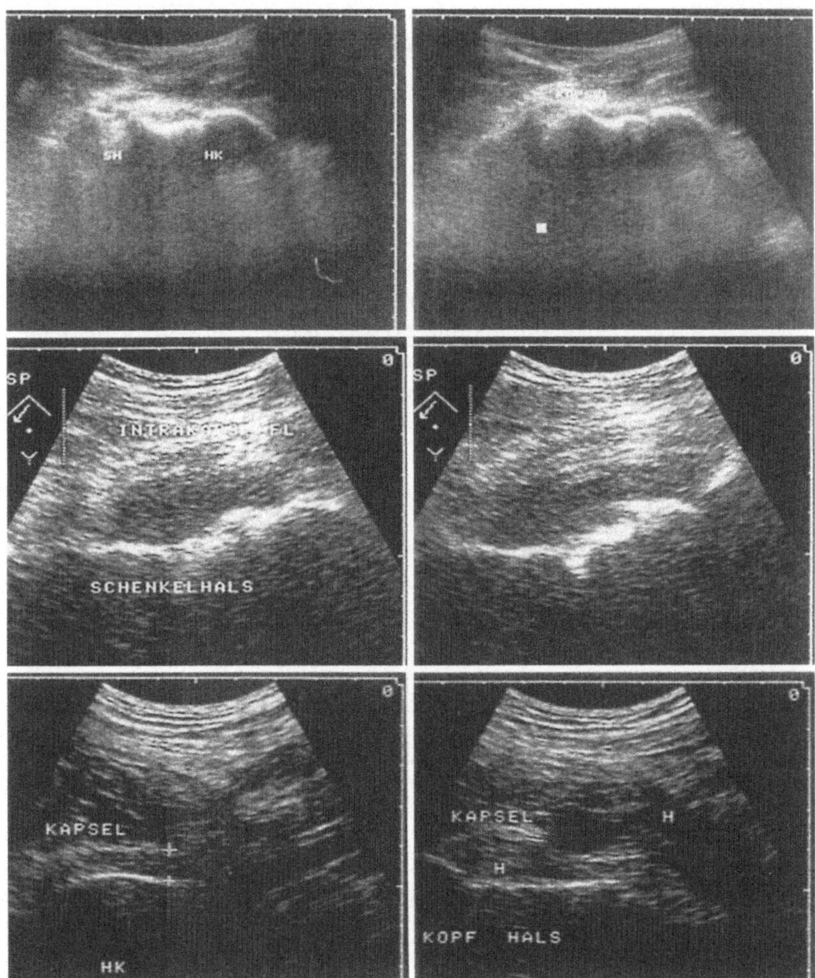

Abb. 3.8. Sonographische Darstellung eines eingestauchten Schenkelhalsbruches ohne Hämathros (oben), eines Hämarthros mit kräftiger Kapselspannung (Mitte) und eines Kapselhämatomes mit begleitenden Einblutungen in die ventrale Muskulatur (unten)

3.3
Kraftverformungsverhalten am Schenkelhals unter statischer Belastung

3.3.1
Grundsätzliche Überlegungen zum Modell

Die mechanische Belastung des Schenkelhalses in der Horizontalachse ist durch die Bildung des Kollodiaphysenwinkels physiologischerweise exzentrisch. Die Übertragung der Last des Körpergewichtes über das Becken auf den Oberschenkel erfolgt dabei über das Hüftgelenk in unterschiedlichem Ausmaß in den 3 Dimensionen des Raumes in Abhängigkeit von der Belastungsart (Zweibeinstand, Einbeinstand, Gehen, Laufen, Springen).

Pauwels' Berechnungen über Hebelmomente und Belastungsvektoren (Kap. 1.3.1) wurden erstaunlich genau durch In-vivo-Messungen der Hüftgelenkbelastung von der Arbeitsgruppe um Bergmann et al. (1989) in Berlin reproduziert. Diese Arbeitsgruppe leitete die Belastung in einem Hüftgelenkprothesenhals über dreidimensionale Dehnungsmessstreifen in den 3 Dimensionen des Raumes ab. Die Z-Achse wurde als parallel zur idealisierten Femurschaftachse definiert („Traglinie") und nach proximal ausgerichtet. Diese spannt zusammen mit der nach medial gerichteten, zur Kniegelenkachse parallelen X-Achse („Horizontallinie") die Frontalebene auf. Die in der Sagittalebene angeordnete Y-Achse zeigt gemäß ihrer Definition nach anterior. Die resultierende Hüftgelenkkraft R wurde aus den 3 Kraftkomponenten folgendermaßen berechnet:

$$R = \sqrt{x^2 + y^2 + z^2}$$

Die Messwerte der Dehnungsmessstreifen wurden telemetrisch abgeleitet und auf einem Monitor mit der Tätigkeit des Patienten in Relation gesetzt. Die ermittelten Werte wurden in N umgerechnet und in Prozentanteilen des Körpergewichtes (KG) angegeben.

Es konnte dabei gezeigt werden, dass beim *Zweibeinstand* die Kraft auf das Hüftgelenk etwa 60–80% des Körpergewichtes beträgt und streng in der Frontalebene in einem Winkel zwischen 4° und 12° zur Femurachse von medial eingeleitet wird. Auch bei allen übrigen Versuchen und Belastungen war der Schenkelhals in der Frontalebene immer axial oder allenfalls geringgradig exzentrisch belastet worden.

Unter *Einbeinstandbedingungen* wurde eine Maximalkraft von 315% des Körpergewichtes des Patienten unter einem Winkel von 20° zur Femurschaftachse von medial und in der Frontalebene gemessen. Beim langsamen Gehen betrug die Belastung des operierten Hüftgelenkes 300% des Körpergewichtes in dieser Gangphase.

Die Art der Belastung ist also abhängig von der Krafteinleitungsgröße und -richtung. Entsprechend muss ein Modell gewählt werden, welches der natürlichen Belastung nach einer Osteosynthese am nächsten kommt. Krafteinleitungsgröße und -richtung können festgelegt werden. Die Krafteinleitungsgeschwindigkeit kann in einem dynamischen, zyklischen Versuch mit einer Frequenz von 1 Hz für den langsamen Gang definiert werden.

Neben den Charakteristika Krafteinleitungsgröße, -richtung und -geschwindigkeit müssen jedoch noch andere Charakteristika in den Versuchsaufbau für eine mechanische Stabilitätsprobe mit eingehen: Die Materialfestigkeit des Knochens, welche durch die Architektur des Knochens und die Knochendichte charakterisiert ist, ebenso durch das Verhältnis von spongiöser Dichte zu Corticalisdichte. Eine weitere Rolle spielen auch die Größenverhältnisse von Femurkopf, -hals und -schaftlänge sowie -umfang. Nach Clark et al. (1990) haben sich Knochendichtemessungen der Präparate oder vergleichende Untersuchungen an Präparaten von einem Individuum für die Fragestellung von Belastungsversuchen als ausreichend aussagefähig erwiesen.

Im Modell muss auch berücksichtigt werden, dass eine Osteotomie mit einem definierten Winkel zur Vertikalen zwar reproduzierbare, jedoch nicht die beim Knochenbruch vorliegenden Verhältnisse wiedergibt. Die Osteotomieflächen sind glatt, die Fragmente können leicht aneinander vorbeigleiten, was bei einem unregelmäßigen Frakturflächenverlauf nicht der Fall ist. Es sollten also Frakturen erzeugt werden, welche durch eine dem Entstehungsmechanismus der medialen Schenkelhalsfraktur nahe kommende Situation hervorgerufen werden.

Die Fixation des proximalen Kopffragmentes mit unterschiedlichen Osteosynthesesystemen kann somit sinnvollerweise nur unter einer dynamischen zyklischen Belastung im Druckversuch in der Frontalebene getestet werden. Eine Testung des Ausreißverhaltens am isolierten Kopfsegment wie von Richards et al. (1990) vorgenommen, gibt zwar Hinweise auf die Verankerungsfestigkeit, jedoch nicht auf die Belastbarkeit des gesamten Systems, in welchem sich der Oberschenkelkopf auf dem Hals in einer dynamischen Situation abstützt.

3.3.2
Kraft/Verformung des Schenkelhalses unter statischer Belastung

Ziel der im Folgenden beschriebenen mechanischen Untersuchung sollte die Erfassung des Kraft/Verformungs-Verhaltens des Schenkelhalses bis zum Bruch sein. Auf Grund dieser Analyse sollte eine Aussage über die Verformung des Schenkelhalses unter den Voraussetzungen Zweibein-, Einbeinstand und Adduktionsstellung möglich werden.

3.3.2.1
Erfassung der Knochenqualität mittels Densitometrie (Vorversuche)

Die Wechselbeziehung zwischen mechanischer Belastung des Knochens und seiner Struktur ist seit langem bekannt. Auch die Erkenntnis, dass der lebende Knochen eine formbare Masse darstellt, ist nicht neu, denn sowohl Engel (1851) als auch Pauwels (1948, 1964, 1965, 1976) und Kummer (1962, 1966, 1968, 1978) kamen zu der Ansicht, dass die Anordnung des Knochenmaterials zweckmäßig sei und bestimmten Gesetzmäßigkeiten unterliegt.

Von Meyer (1867) entdeckte die trajektorielle Struktur der Spongiosa. Wolff (1869) und Roux (1895) entwickelten im Anschluss daran die klassische Lehre vom funktionellen Bau des Knochens. Im „Transformationsgesetz der Knochen" von 1892 entwickelte Wolff die Vorstellung einer funktionellen Anpassung der Knochenstruktur durch die Beanspruchung.

Roux forderte 1895 ein „Maximum-Minimum-Gesetz", nämlich dass der Knochen so gebaut ist, dass er in seiner Konstruktion ein Maximum an Leistung mit einem Minimum an Aufwand verbindet. Von Pauwels (1964) wurde die Methode der Isochromaten zur Darstellbarkeit der lokalen Beanspruchungsgröße am Hüftgelenk entwickelt und von Kummer (1966) weiterverfolgt. Sie demonstrierten eine strenge Abhängigkeit von Beanspruchungsrichtung und Spongiosaverteilung.

Über die Entwicklung von densitometrischen, röntgenologischen Verfahren wurde eine quantitative Analyse der Knochenverteilung möglich (Knieff 1967). Hierzu waren jedoch planparallele Knochenschnitte zur Bestimmung der Dichteverteilung auf der Fläche notwendig. In-vivo-Bestimmungen wurden möglich mit der Entwicklung von Computertomographen, mit welchen der Hydroxylapatit-Salz-Gehalt quantitativ im Vergleich zu einem Phantom mit bekannter Dichte bestimmt werden kann. Posner u. Griffiths (1977) fanden eine hochsignifikante positive Korrelation zwischen CT-Abschwächungswerten und der Kalziumkonzentration von kompaktem Knochen (r = 0,994). Durch die Kalibrierung eines CT-Gerätes mit einem Referenzphantom gelang es, die Knochendichte quantitativ flächenhaft zu ermitteln. Die schon im einfachen Schnittbild erkennbaren Dichteunterschiede können quantitativ mit Dichtewerten (Houndsfield-Einheiten) und über beliebige Flächen erfasst werden.

Nach Carter (1984) resultiert auf Grund eines länger bestehenden Belastungsverhältnisses am Knochen das Gesamtbild einer „loading history", welche die Gesamtbeanspruchung über einen längeren Zeitraum an einer bestimmten Stelle des Knochens wiedergibt. Die Werte in diesen Bereichen geben Anhaltspunkte nicht nur für die Beanspruchung, sondern auch für die Festigkeit des Materials und damit Hinweise für eventuelle Verankerungsmöglichkeiten von Implantaten.

3.3.2.1.1
Methode der densitometrischen Bestimmung

Zur Untersuchung der Vergleichbarkeit von proximalen Oberschenkeln bezüglich ihrer Knochendichte wurden zunächst 12 Femora von 6 Individuen paarig entnommen und auf ihre Kalksalzdichte an unterschiedlichen Schnitten durch das proximale Femur überprüft:

- horizontal in der Schnittebene vom Trochanter major zur unteren Kopfbegrenzung,
- die mittlere Dichte des gesamten Femurkopfes im Querschnitt,
- im Horizontalschnitt durch die Kopfmitte (Fovea capitis) mit einem Durchmesser von 20 mm zentral im Oberschenkelkopf.

Interessierende Bereiche konnten mit einem Bildanalysegerät (VIDAS +) der Firma Contron Electronic GmbH, Eiching, erfasst und ausgewertet werden. Lage und Höhe von Dichtemaxima konnten mittels des „High-lighting-Verfahrens" ermittelt werden, in welchem ausschließlich Bereiche dargestellt werden, die dichter als ein beliebig gewählter Houndsfield-Wert sind.

Präparate. Die Spenderindividuen waren zwischen 49 und 91 Jahren alt geworden, 4 waren weiblich und 2 männlich. Keine Person war vor ihrem Ableben länger bettlägerig oder gehbehindert.

Die knöchernen Anteile der Präparate wurden von den Weichteilen befreit, durch Röntgenaufnahmen wurden pathologische Prozesse ausgeschlossen.

3.3.2.1.2
Ergebnisse

Bereits aus den repräsentativen Schnittbildern war für den Untersucher zu ersehen, dass der Femurkopf zentral seine größte Dichte und homogenste Architektur aufweist. Peripher eines mit 2 cm² großen definierten Kopfzentrums war die Dichte zur Kopfkalotte abnehmend und zeigte auch einzelne Spongiosadefekte.

Im Trochanterbereich ist die Spongiosastruktur bekanntermaßen sehr inhomogen und locker, abhängig von der Osteoporose und nicht so regelhaft strukturiert.

Drei Präparatepaare unterschieden sich dabei deutlich durch ihre um etwa 1/3 größere Dichte gegenüber 3 weiteren Knochenpaaren (alle weiblich), die Dichtewerte um 350 mg/ml im Zentrum aufzeigten. Die intraindividuellen Unterschiede lagen zwischen 5 und 20%, im Durchschnitt 12% und waren gering.

Tabelle 3.13. Knochendichte

	Alter	Geschlecht	Kopf zentral	Kopf gesamt	Trochantermassiv
1	80	w	li. 216,9	172,1	151,6
			re. 204,2	150,2	133,0
2	91	w	li. 155,6	98,6	84,6
			re. 195,8	132,8	97,5
3	62	m	li. 414,8	304,4	236,4
			re. 348,5	247,8	208,3
4	75	w	li. 220,1	134,8	80,8
			re. 211,0	124,6	83,8
5	69	w	li. 397,9	306,4	274,4
			re. 373,5	277,5	219,8
6	49	m	li. 352,1	276,2	219,8
			re. 293,8	253,7	235,1
D			281,1	210,8	173,5 mg/ml HAP

Insgesamt haben sich die Dichten von Kopfzentrum, Gesamtkopf und Trochanterbereich im Verhältnis 281 mg/ml : 211 mg/ml : 174 mg/ml Hydroxylapatit verhalten (Tabelle 3.13).

Für die Situation einer Osteosynthese gab uns diese Voruntersuchung
Hinweise darauf, dass ein Implantat vor allem im Kopfzentrum seine
Abstützung finden muss, um eine optimale Stabilität zu Gewähr leisten.
Implantate, welche die Verankerung peripher dieses Zentrums haben,
garantieren keinen optimalen Halt. Nur wenn sie unterhalb dieses Zentrums
zu liegen kommen, wie z. B. die Winkelplatte, finden sie noch eine gute
Abstützung durch die kranialen dichten Knochenbälkchen. Zum anderen
bestätigte sich die Auffassung von Clark (1990), dass vergleichende Untersuchungen nur an Präparaten eines Individuums oder nach Ermittlung der
Knochendichte sinnvoll sind (Abb. 3.9).

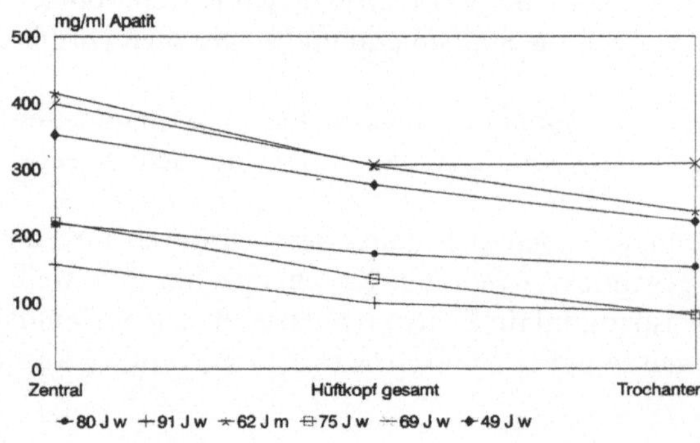

Abb. 3.9. Graphische Darstellung der Knochendichteverhältnisse in den linken Femora der oben beschriebenen Femurpaare. Die rechte Seite verhielt sich konkordant

3.3.2.2
Verformung des Schenkelhalses unter statischer Belastung

Die so voruntersuchten Präparate wurden anschließend Belastungssituationen unter verschiedenen Bedingungen der Krafteinleitung bis zum Bruch ausgesetzt: Einbein- und Zweibeinstandbedingungen und nahezu axiale Krafteinleitung auf den Schenkelhals.

Die Belastung des Schenkelhalses erfolgt physiologischerweise nicht in axialer Richtung, sondern ist durch die Vorgabe des Kollumdiaphysenwinkels schon beim einfachen Stehen exzentrisch, d. h. es werden Drehmomente wirksam, die in einer Schubbeanspruchung auf den Schenkelhals resultieren. Der Hebelarm L1, mit welchem das Körperteilgewicht (K1) das Hüftgelenk belastet, ist von der Mitte der Symphyse bis zur Mitte des Oberschenkelkopfes wesentlich länger als der Hebelarm (L2) von der Mitte des Oberschenkelkopfes zur Trochanterspitze, wo die pelvitrochantere Muskulatur (K2) ansetzt und das Körpergewicht im Gleichgewicht hält (Pauwels 1964, 1973). Im Stadium der Momentengleichheit muss die Summe der angreifenden Kräfte gleich sein:

$$M = K_1 \times L_1 = K_2 \times L_2$$

d. h. die Kraft der Hüftabduktoren und des muskulären Verspannungssystems um den Trochanter major muss die Schwerkraft des Körpers, welche in der Mitte angreift und einen wesentlich längeren Hebelarm hat, mit großer Kraft antagonisieren (Kummer 1968; Pauwels 1973). Physiologischerweise hat der Oberschenkel eine Adduktionsstellung von etwa 9° zur vertikalen Körperachse beim Zweibeinstand. Die Schwerkraft greift von vertikal an. Bei Verlagerung des Körperschwerpunktes auf ein Bein greift die Schwerkraft mit einem aus Hebelverhältnissen und Muskelkräften von Pauwels (1935) errechneten Vektor von 16° von medial zur Vertikalen an. Die gesamte Körperlast, reduziert um das belastete Bein, muss jetzt von dem belasteten Hüftgelenk aufgenommen werden. Der Körperschwerpunkt liegt auf der gegenüberliegenden Seite der Belastung, so dass sich der Hebelarm zum Hüftkopf noch verlängert. Die von der Trochantermuskulatur aufzubringende Kraft muss sich aus diesem Grunde noch vergrößern, so dass nach diesen Berechnungen beim Einbeinstand mit dem 4,5fachen des Körpergewichtes bei statischen Bedingungen die größten Belastungen auf das Hüftgelenk wirksam werden (Pauwels 1935, 1973). Durch die anatomische Form mit einem Kollumdiaphysenwinkel von durchschnittlich 127° wird der Schenkelhals außerhalb seiner zentralen Achse exzentrisch belastet. Das Ausmaß der exzentrischen Belastung nimmt mit der Größe der Abweichung zur Schenkelhalsachse zu. Der Winkel, der von der Gelenkresultierenden mit der Schenkelhalsachse gebildet wird, ist

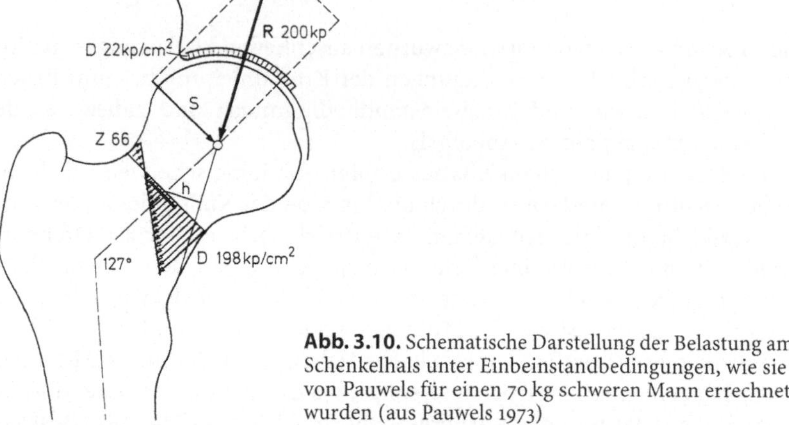

Abb. 3.10. Schematische Darstellung der Belastung am Schenkelhals unter Einbeinstandbedingungen, wie sie von Pauwels für einen 70 kg schweren Mann errechnet wurden (aus Pauwels 1973)

gleich dem Komplementärwinkel des Kollumdiaphysenwinkels (127°) zur „Traglinie" (53°). Berücksichtigt man die physiologische Adduktion von 9°, resultiert ein Winkel von 44°. Bei der Einbeinstandsituation errechnet sich ein Winkel von 28° und bei einer zusätzlichen Adduktion von 10° ein Winkel von 18° zur Schenkelhalsachse. Diese 3 Belastungssituationen und ihre Auswirkungen auf das Kraft-Verformungsverhalten des Schenkelhalses sollten mit Dehnungsmessstreifen untersucht werden (Abb. 3.10).

3.3.2.2.1
Messmethode mit Dehnungsmessstreifen (DMS)

Die frisch entnommenen proximalen Femora wurden von allen Weichteilen befreit und auf –38° tiefgefroren. Vor der statischen Untersuchung der Verformungsverhätnisse am Schenkelhals wurden sie langsam erwärmt und an den Stellen, an welchen die Dehnungsmessstreifen (DMS) angebracht wurden, penibel entfettet und getrocknet. Die DMS (Ly 3/120 Fa. Hottinger und Balwin) wurden in der Frontalebene in der Mitte des kranialen (A), des kaudalen (B) Schenkelhalses und zur Kontrolle auch lateral an der Trochanterregion (C) und am proximalen Femurschaft (D) mit Schnellkleber angebracht und über Lötbrücken an ein Dehnungsmessgerät abgeleitet. Zur Temperaturkompensation wurden alle Messstreifen mit Messstreifen auf nicht belastetem Knochen mittels einer Wheatstone-Vollbrückenschaltung zusammengeschlossen. Alle Präparate wurden mit 98,1 N/s bis zum Bruchpunkt belastet. Die Verformung des Schenkelhalses wurde unter zunehmender Belastung simultan abgeleitet.

3.3.2.2.2
Ergebnisse

Zweibeinstandbedingungen. Die Krafteinleitung mit 9° zur Horizontalen und 44° zur Schenkelhalsachse (180°-9°-127°) führte bei etwa 6000 N zu einem steilverlaufenden Bruch am Kopf-Hals-Übergang. Der Bruch trat kurz nach Erreichen der 10 µε-Dehnung* ein (Abb. 3.11 u. 3.12).

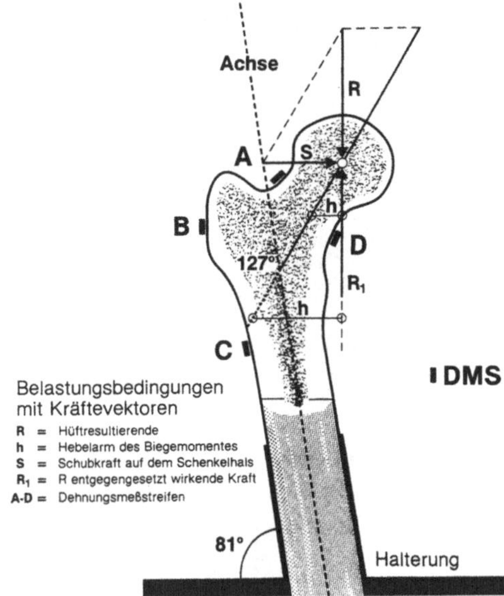

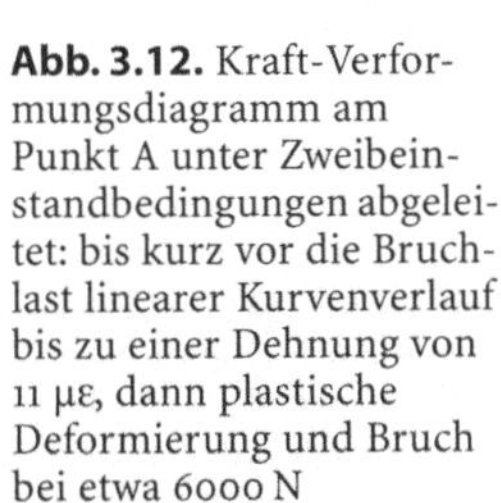

Abb. 3.11. Winkelverhältnisse im Zweibeinstand mit Hebelarm des Biegemomentes. A-D: Position der Dehnungsmessstreifen. In dieser Stellung wird der Schenkelhals inklusive Muskelkräften physiologischerweise mit etwa 105–120 kg belastet (Bergmann et al. 1989)

Abb. 3.12. Kraft-Verformungsdiagramm am Punkt A unter Zweibeinstandbedingungen abgeleitet: bis kurz vor die Bruchlast linearer Kurvenverlauf bis zu einer Dehnung von 11 µε, dann plastische Deformierung und Bruch bei etwa 6000 N

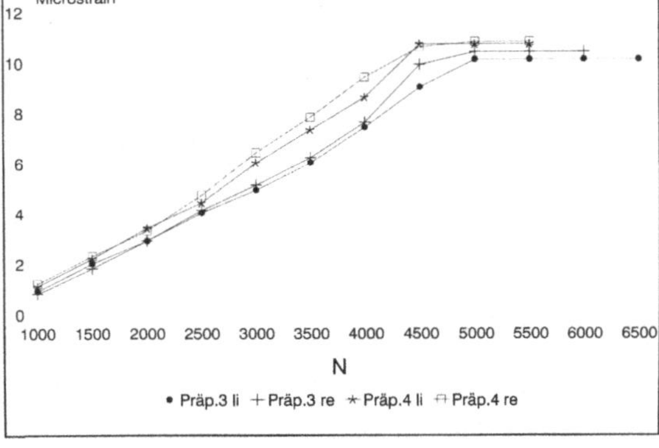

---

* µε = 1 Mikrostrain = 10^{-6}. Einheit der Dehnung: µε ist als Verhältniszahl zwischen Längenänderung und ursprünglicher Länge eines Körpers eine dimensionslose Größe.

Einbeinstandbedingungen. Unter Einbeinstandbedingungen (28° zur Schenkelhalsachse Belastungseinleitung: 180°-9°-16°-127°) und kleinerem Biegemoment am Femurhals sahen wir bei 10 µε-Dehnung und bei 12000 N Belastung steilverlaufende Schenkelhalsfrakturen von kranial subkapital nach kaudal lateral verlaufend im Sinne von Pauwels-II- bis Pauwels-III-Frakturen. In dieser Situation ist der Schenkelhals im Versuch am stärksten belastbar. Die Dehnung von etwa 10–11 µε bleibt über eine Belastungszunahme von 3000 N zwischen 9000 und 12000 N konstant und ist die Verformung, die vom Schenkelhals gerade noch ohne Eintritt einer Fraktur toleriert wird.

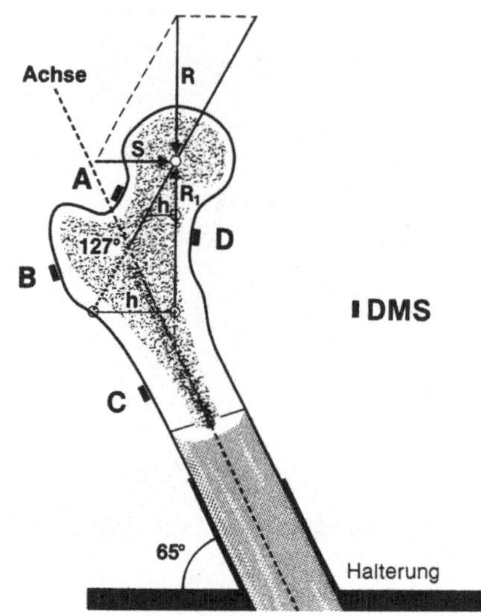

Abb. 3.13. Belastungsverhältnisse am Schenkelhals unter Einbeinstandbedingungen: Die Schenkelhalsachse wird der Belastungsresultierenden R genähert. Die Druckkräfte vergrößern sich. Die Resultierende R wird fast parallel zum Adam'-schen Bogen eingeleitet, wo sie optimal antagonisiert werden kann (R_1).
In dieser Position wird beim normalen Gehen eine Belastung vom 3–4fachen des Körpergewichtes auf den Schenkelhals wirksam (Pauwels 1935). Das Biegemoment h wird kleiner. Die Muskelkräfte sind in dieser Imitation der Kräfte berücksichtigt

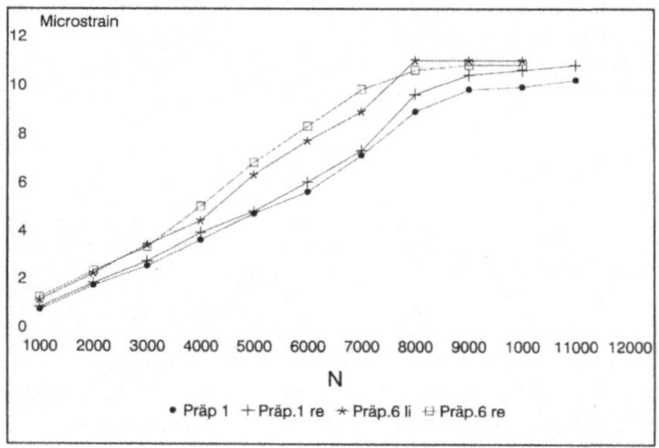

Abb. 3.14. Dehnung des Schenkelhalses unter Einbeinstandbedingungen bis zum Bruch. Die Belastbarkeit der Präparate bis zum steilverlaufenden Schenkelhalsbruch ist wesentlich höher

In dieser Phase der Extrembelastung tritt eine plastische Verformung des Schenkelhalses mit einer Einstauchung ein, die möglicherweise zu einer kurzfristigen Stabilisierung des Knochens führt (Abb. 3.13 u. 3.14).

Die Densitometrieergebnisse korrelierten in etwa mit den erreichten Bruchlasten (keine statistische Signifikanz, kleine Zahlen) unter den verschiedenen Belastungsbedingungen, wobei jedoch der resultierende Winkel zur Schenkelhalsachse den Bruchverlauf und die Belastungsgrenzen vorgab.

Adduktionsstellung. Bei nahezu axialer Krafteinleitung ($180°$-$9°$-$26°$-$127° = 18°$) auf den Schenkelhals bricht der Oberschenkelkopf langsam ein

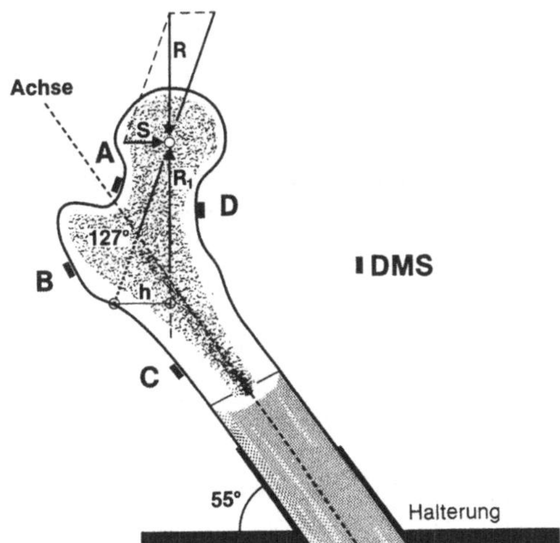

Abb. 3.15. Belastungsverhältnisse simuliert beim Sturz auf den Trochanter major: die Achse der Resultierenden und des Schenkelhalses nähern sich, es resultieren nur geringe Biegemomente. Der Schenkelhals wird fast ausschließlich druckbelastet

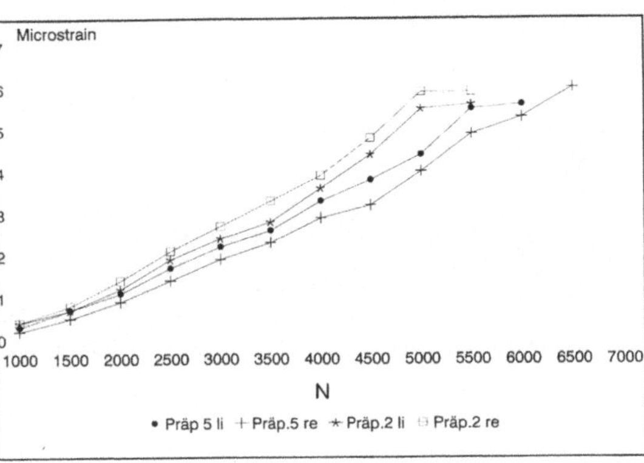

Abb. 3.16. Unter diesen Bedingungen waren die Dehnungen am kranialen Schenkelhals beim Bruch auf die Hälfte (5–$6\ \mu\varepsilon$) reduziert. Der Bruch manifestiert sich subkapital durch eine Einstauchung des Kopfes auf den Hals. Die Dehnung am kranialen Schenkelhals erreicht nicht das Ausmaß der anderen Belastungssituationen

und staucht sich in den Schenkelhals bei einer Bruchlast von etwa 6000 N und maximalen Dehnungen am Schenkelhals von 5 µε (Abb. 3.15 u. 3. 16).

Schenkelhalsfraktur Pauwels III mit Dynamischer Hüftschraube stabilisiert. Diese Beobachtungen bestätigten die theoretischen Berechnungen der Belastung und Verformung am Schenkelhals unter bestimmten Bedingungen. Nicht frakturierter Knochen kann bis zu 14000 N Last ohne Fraktur aufnehmen. Seine Dehnungsgrenze wurde mit 11 µε ermittelt. Um die Verhältnisse nach Fraktur und Osteosynthese zu untersuchen, wurde folgende Versuchsanordnung vorgenommen: Eine unter Zweibeinstandverhältnissen hergestellte mediale Schenkelhalsfraktur mit einem Frakturwinkel von 80° zur Horizontalen wurde mit einer DHS-Schraube stabilisiert und bis 3000 N belastet, ohne dass eine irreversible Verformung der DHS eintrat (Abb. 3.17a). Nach Entlasten des Schenkelhalses kam es zu einer spontanen idealen Reposition der Fraktur. Allerdings sahen wir unter einer derartigen Belastung ein Klaffen des Frakturspaltes kranial von 2–4 mm (Abb. 3.17b).

Diese Beobachtungen sowie die klinische Erfahrung, dass alle Kopfnekrosen im lateralen Quadranten des Femurkopfes zuerst manifest werden, führten zu der Vermutung, dass die Revaskularisation des Schenkelkopfes durch derartige Spaltbewegungen bei der Belastung des Oberschenkelhalses gestört werden könnte und veranlassten die im Folgenden durchgeführten systematischen dynamischen Untersuchungen mit dem Vergleich der für diese Fraktur zur Verfügung stehenden Osteosynthesemethoden unter besonderer Berücksichtigung der Frakturspaltbewegungen.

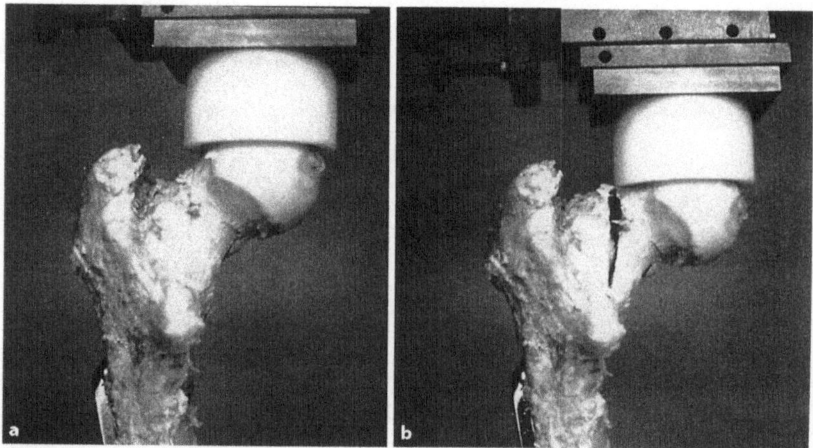

Abb. 3.17. Versuchsanordnung bei Belastung einer DHS-Osteosynthese. **a** Völlige Rückkehr zur idealen Reposition nach Entlastung. **b** Belastung mit 3000 N

3.4
Stabilitätsmessungen am dynamischen Modell

3.4.1
Methode der Frakturerzeugung

3.4.1.1
Vorbemerkungen

Die mechanischen Eigenschaften eines Materiales können u. a. durch seine Widerstandskraft gegenüber deformierenden Kräften angegeben werden. Bruchfestigkeit und Steifigkeit („strength and stiffness") sind wichtige Materialeigenschaften, die die mechanischen Eigenschaften des Knochens mit definieren (Frankel 1960; Frankel u. Burstein 1970). Sie können dann bestimmt werden, wenn man eine Belastung mit bekannter Richtung und Größe einwirken lässt und die resultierende Kraft (F) in N gegen die Verformung (s) in mm aufträgt. Die Interpretation des resultierenden Kraft/Verformungsdiagrammes erlaubt die Bestimmung der Steifigkeit als globaler Größe der Elastizität des Knochens unter normaler, nicht destruktiver Belastung (Cordey et al. 1992). Aus dem Diagramm kann die Belastung abgelesen werden, der das Material bis zum Versagen widersteht, die Verformung und die gespeicherte Energie (Abb. 3.18).

Der Knochenbruch kann definiert werden als plötzliche Unterbrechung des strukturellen Zusammenhanges des Knochens und geht mit einer abrupten Änderung der Steifigkeit einher (Moor et al. 1989).

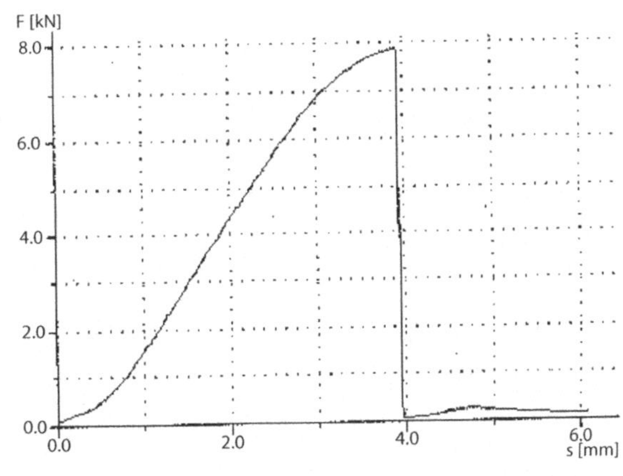

Abb. 3.18. Kraft-Verformungsdiagramm eines proximalen Femurpräparates bis zum Bruch: Nach flachem Kurvenanstieg bis zu einer Vorspannung von 250 N erfolgt ein kontinuierlicher Kraftanstieg mit einer linearen Beziehung zwischen Kraft und Verformung. Gegen Ende der Belastungstoleranz (ab 7000 N) nimmt die Verformung in Relation zur Belastung stärker zu (viskoelastischer Bereich) bis zum abrupten Kraftabfall. Die Fläche unter der Kurve kann als Maß für die gespeicherte Energie angesehen werden

Die Gewichtsbelastung beim Bruch (Bruchlast) des Knochens unter fest definierten Bedingungen ist das Maß für seine Bruchfestigkeit bezüglich einer bestimmten Belastungsrichtung. Sie ist definiert als diejenige Last, welcher der Knochen vor seiner irreversiblen Verformung gerade noch widerstehen kann. Bruchfestigkeit und Steifigkeit korrelieren miteinander (Cordey et al. 1992). Alho et al. haben 1988 Messungen der Bruchfestigkeit in Korrelation zur Knochenmasse vorgenommen, um eine Vorhersage für eine Frakturentstehung machen zu können. Sie konnten zeigen, dass die Stabilität des Knochens unter exzentrischer Belastung mit der Knochenmasse korreliert.

3.4.1.2
Versuchsaufbau

Bruchfestigkeit und Steifigkeit wurden in einer Versuchssituation an 46 proximalen Femora unter Zweibeinstandbedingungen (Pauwels 1935) gemessen. Unter diesen Bedingungen wird die Kraft auf den Hüftkopf senkrecht eingeleitet, der Femurschaft wird in seiner physiologischen Adduktionsstellung von 9° fixiert und der Schenkelhals wird exzentrisch belastet (Abb. 3.19).

Von 25 Verstorbenen wurden jeweils beide proximalen Oberschenkelanteile von mindestens 25 cm Länge entnommen. Längere Bettlägerigkeit oder Tumorbefall des Knochens sowie einseitige Belastung wurde anhand der Krankenakten ausgeschlossen. Die vom Weichteilmantel befreiten Präparate wurden sofort nach Entnahme auf –32° tiefgefroren. Vor Versuchsbeginn wurden die Präparate langsam aufgetaut und Röntgenaufnahmen in 2 Ebenen und eine Osteodensitometrie bei allen Präparaten durchgeführt. Wegen knöcherner Auffälligkeiten im Röntgenbild wurden 4 Präparate ausgeschlossen. Die aufgetauten Präparate wurden dann auf die einheitliche Länge von 25 cm zurechtgeschnitten und in einem konischen Standgefäß mit einem Methylmetacrylat-Harz (Technovit 3040, Fa Heräus-Kulzer, Wertheim) eingegossen und fixiert. Diese Einspannvorrichtung erlaubt die exakte Einstellung eines definierten Winkels zur Vertikalen. Um die Haftreibung am Femurkopf möglichst gering zu halten, wurde ein Druckstempel mit kegelförmiger Aussparung (Durchmesser 20 mm) hergestellt, der den überknorpelten Femurkopf ideal zentriert. Dieser wurde über eine Kraftmessdose (20 KN) an der horizontalen Traverse der Prüfmaschine fixiert und führt zu einer flächenhaften, gleichmäßigen Krafteinleitung auf den Femurkopf.

Über diese Traverse wurde dann mittels einer Gewindespindel eine Höchstlast von 20 KN mit einer Geschwindigkeit von 150 mm/s nach einer Vorlast von 20 N eingeleitet. Die Kraft/Verformungsdiagramme für jedes Präparat wurden archiviert. Die Daten für die Maximalbelastung beim

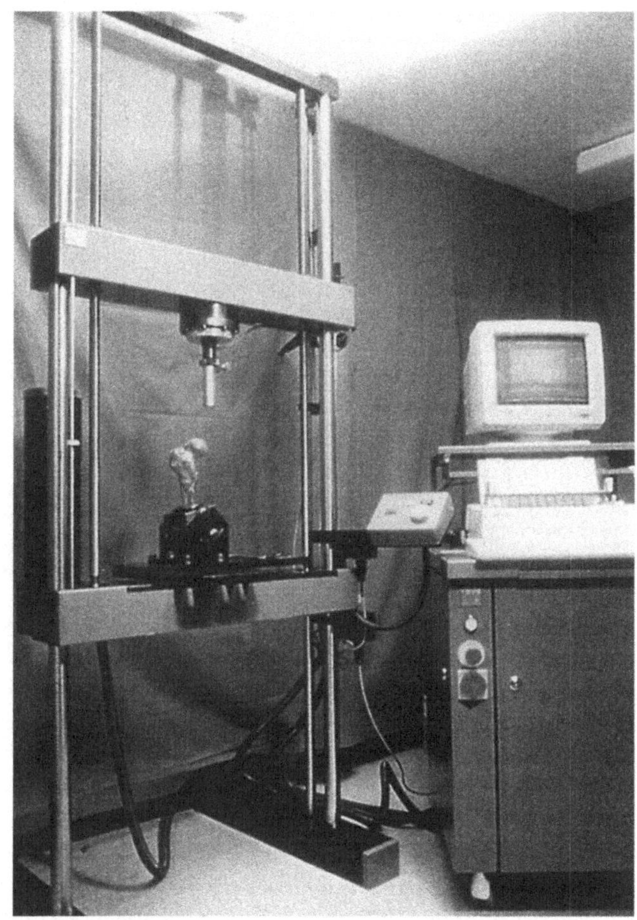

Abb.3.19. Gesamtansicht der Prüfeinrichtung. Links: Universalprüfmaschine UTS 20 mit Messdose und Druckstempel (oben), Einspannvorrichtung und Prüfkörper (unten) im Prüfraum zwischen den Traversen. Rechts daneben Antriebsaggregat mit Monitor, Drukker und Festplatte

Bruch (Frm) und die Verformung des Gesamtsystems beim Bruchwert (s) wurden gespeichert und später zur Knochendichte in Relation gesetzt.

Die Verformung des proximalen Femur wurde über den Traversenweg mit integriertem Wegsensor mit einer Auflösung von 0,001 mm gemessen. Die Aufzeichnung des Kraft/Verformungsdiagrammes erfolgte auf einem Farbbildschirm, die Dokumentation mit einem Protokoll- und Kennliniendrukker. Die Belastung wurde mit einem querkraft-unempfindlichen Kraftsen-

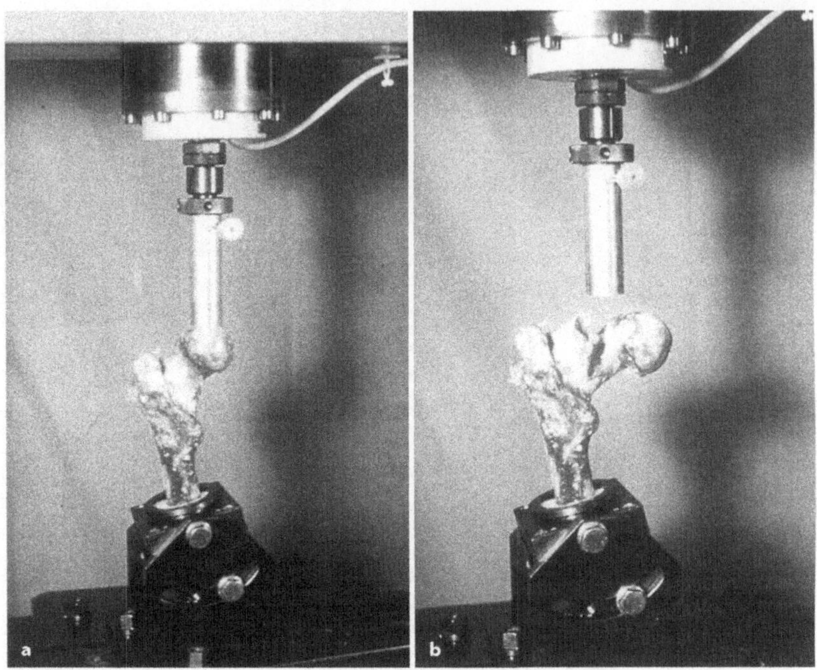

Abb. 3.20. Belastungssituation (**a**) und Fraktur (**b**) am Schenkelhals: Der Druckstempel drückt mit nicht limitierter Kraft mit 150 mm/s auf den Femurkopf bis ein abrupter Kraftabfall eintritt. Es resultiert unter den genannten Bedingungen immer ein steilverlaufender Schenkelhalsbruch

sor mittels miroprozessorgesteuertem Messwertverstärker mit Messbereich zwischen 10 N und 20 kN mit einer Messgenauigkeit von ± 10 N gemessen. Als Messwert für den Bruchpunkt wurde der abrupte Kraftabfall mit irreversibler Verformung des Präparates definiert.

Unter den simulierten Zweibeinstandbedingungen resultieren am Übergang Schenkelhals/Kopf Scherkräfte und der Knochen bricht nach Überschreiten einer bestimmten Last in typischer Weise mit vertikalem Bruchlinienverlauf, klinisch einer Pauwels III oder Garden IV Fraktur entsprechend (Abb. 3.20a, b).

3.4.2
Präparate und Osteodensitometrie (QCT)

3.4.2.1
Methode

Zur Bestimmung der Knochendichte wurde die Quantitative Computertomographie (QCT) angewandt. Sie erlaubt nach Felsenberg et al. (1990) eine
aussagekräftige Bestimmung des Knochenmineralsalzgehaltes der verschiedenen Komponenten des proximalen Femurs.

Bei den vorliegenden Untersuchungen wurden 46 frisch entnommene
Leichenfemora untersucht. Die Präparate stammten von 10 Frauen und
13 Männern, die im Alter zwischen 31 und 83 Jahren (< 60 Jahre: 10,
> 60 Jahre: 36 Präparate) ohne vorhergehende längere Immobilisation ver-
storben waren. Eine vorbestehende Knochenerkrankung war bei keinem
Verstorbenen bekannt. Es wurden jeweils beide Femura zum Vergleich
untersucht.

Die QCT-Messungen wurden systematisch in der Ebene entlang der
Schenkelhalsachse durchgeführt. Zu diesem Zweck wurden die Präparate so
gelagert, dass die Schenkelhalsachse parallel zur Schichtführung lag. Es
wurden 6 Areale aus dem proximalen Femur miteinander verglichen und in
Relation zur Bruchfestigkeit des Knochens gesetzt: das Hüftkopfzentrum
mit 1 cm^3 Volumen (A), der gesamte Hüftkopf als 1 cm dicke Zylinderscheibe
(B), das Zentrum mit 1 cm^3 (C) und der Querschnitt des gesamten Ober-
schenkelhalses (D) sowie die zentrale intertrochantere Region mit 1 cm^3
Volumen (E) und die gesamte intertrochantere Region mit ihrem größten
Durchmesser (F) als Zylinderscheibe.

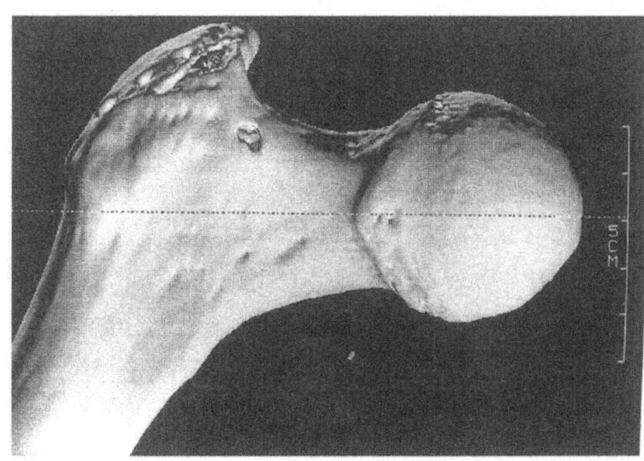

Abb. 3.21. Spiral CT eines
Präparates mit Schnittfüh-
rung für die Densitometrie

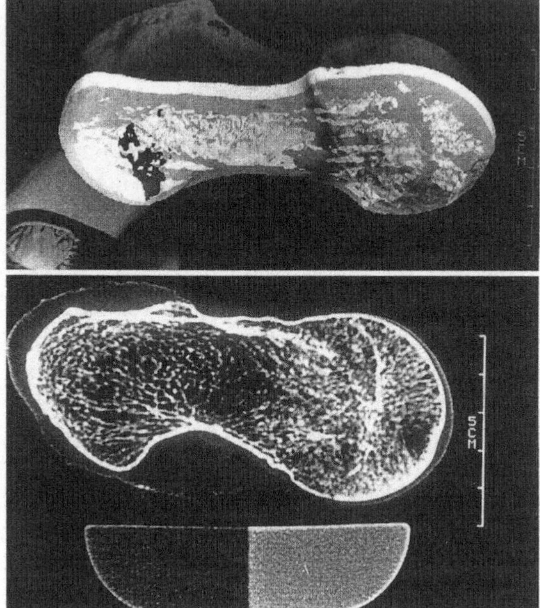

Abb. 3.22. Graphische Rekonstruktion der Ebene, in der die Zylinderscheibe von 1 cm Dicke im proximalen Femur festgelegt wurde (oben). Schnittbild einer Schicht mit Referenzkörper (unten)

ѕei allen Dichtemessungen wurde ein Referenzkörper, bestehend aus einem ѵasser- und einem knochenäquivalenten Teil mitaufgenommen (Kalender ι. Süss 1987). Die Untersuchungen wurden an einem CT-Scanner der 4. ѕeneration (SOMATOM PLUS S/Siemens, Erlangen) durchgeführt. Dabei ѵurde eine Schichtdicke von 10 mm ausgewählt (80 kV/250 mAs/5,6 mGy).

Das Messverfahren, welches zur Anwendung kam, basiert auf der Enerѕiemethode (Single Energy QCT, SEQCT). Hierbei werden die Schwähungswerte als Summe von rotem und gelbem Knochenmark und trabekuѕren Strukturen gemessen.

Anschließend erfolgte eine standardisierte Messung an den 3 verschieden regions of interest" (ROI) des trabekulären Knochens am Femur:

> Hüftkopfmitte 1 cm^3 (A),
> größter Durchmesser Hüftkopf (B),
> Schenkelhalsmitte 1 cm^3 (C),
> größter Schenkelhalsdurchmesser (D),
> intertrochantär Mitte 1 cm^3 (E),
> Intertrochantärregion (F).

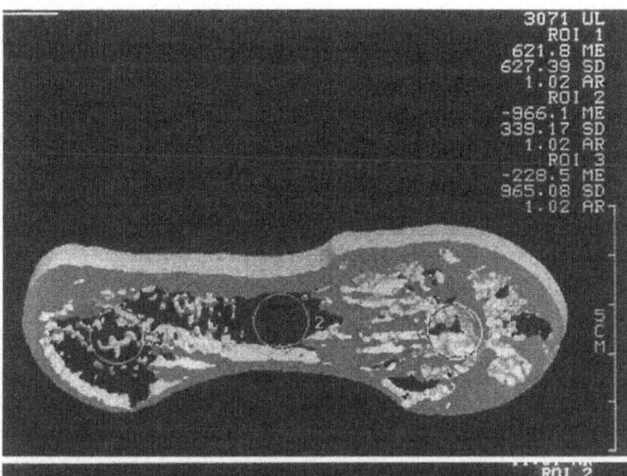

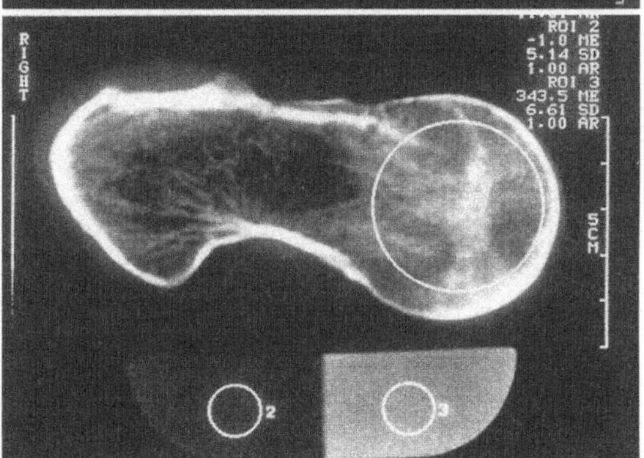

Abb. 3.23. Rekonstruktion der 1 cm hohen Zylinderscheibe, aus der neben den größtmöglichen extrakortikalen Durchmessern der 3 Regionen 1 cm³ große Volumina aus deren Zentrum densitometrisch bestimmt wurden (oben). Region B = größter Kopfdurchmesser mit Kreislinie gekennzeichnet (unten). In dessen Mitte wurde ein 1 cm³ großer Kern (A) eingezeichnet und vermessen. Darunter Referenzkörper mit 1 cm³ großen Referenzvolumina

Um den genauen Mineralsalzgehalt in mg Kalzium-Hydroxylapatit/ml (CaHAp) zu ermitteln, wurde die Methode nach der Geradengleichung

$$D = m * (M + t)$$

verwendet, wobei D für die Knochendichte in mgCa/HAp/ml und M für den errechneten Mittelwert in HU (Hounsfield-Units) stehen.

Bei jeder Einzelberechnung einer ROI standen folgende Werte zur Verfügung:

- ROI 1: ROI im trabekulären Knochen mit D_1 in mg/ml CaHAp unbekannt,
  - Mittelwert M_1 HU / Standardabweichung SD_1 HU),
- ROI 2: ROI im Phantom in der Hälfte mit $D_2 = 0$ mg/ml CaHAp,
  - (Mittelwert M_2 HU /Standardabweichung SD_2 HU),
- ROI 3: ROI im Phantom in der Hälfte mit $D_3 = 200$ mg/ml CaHAp,
  - (Mittelwert M_3 HU / Standardabweichung SD_3 HU),

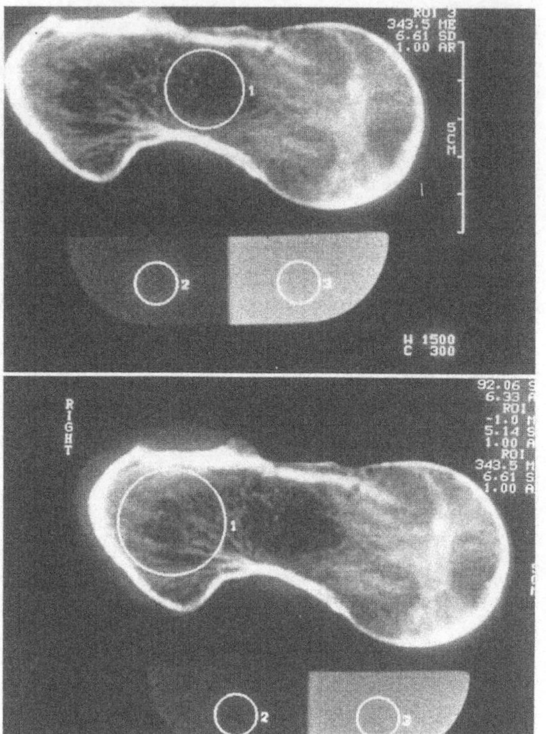

Abb. 3.24. Regionen D (oben) und F (unten): größter Schenkelhals- und Trochanterzylinder. Darunter jeweils die Referenzmodelle mit 1 cm² großen Kreisen, die den Größen der zentralen Areale C und E in den jeweiligen Regionen entsprechen

Aus diesen Werten lassen sich jeweils die Werte m sowie t der Geradengleichung berechnen. Der unbekannte Dichtewert D1 in mg/ml CaHAp konnte dann einfach nach Einsetzen des Mittelwertes M1 HU in der Gleichung (s. o.) ermittelt werden. Die Standardabweichung ließ sich ebenfalls nach der gleichen Formel berechnen.

3.4.2.2
Ergebnisse der Osteodensitometrie

Nach Prüfung des Vorliegens einer Normalverteilung der Dichtewerte und Elimination von 2 Ausreißern (Kolmogorow-Smirnow-Test p = 0,688) wurden alle Werte zu der Bruchlast der Präparate in Relation gesetzt. Es zeigte sich eine lineare Beziehung der Bruchfestigkeit in N mit allen gemessenen Regionen. Die Wahrscheinlichkeit einer linearen Beziehung war für die Region Femurkopf mit 1,0 gegenüber dem Schenkelhals mit 0,84 und intertrochanterer Region mit 0,99 am höchsten. Für den Mittelwert aller 3 Regio-

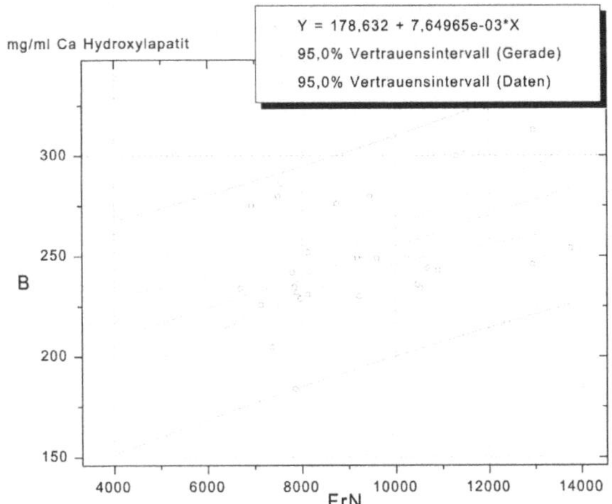

Abb. 3.25. Für die Region B besteht eine einfache Regression zwischen Knochendichte und Bruchlast

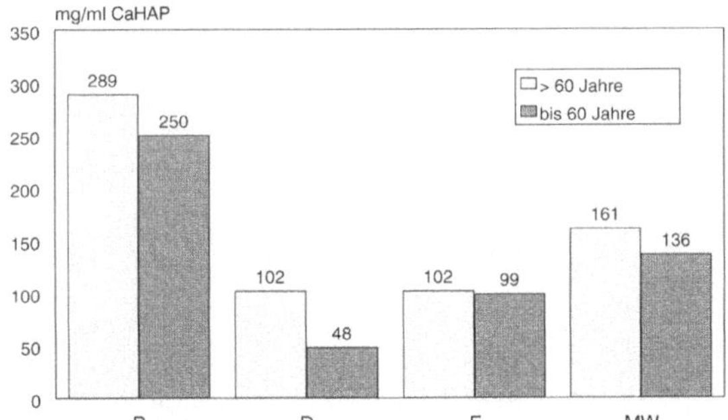

Abb. 3.26. Mittelwerte der 3 großen Messbezirke in Abhängigkeit vom Alter

nen lag ebenfalls eine lineare Beziehung Knochendichte/Bruchlast mit einer Wahrscheinlichkeit von 0,99 vor (x^2-Test). Der Pearson Korrelationskoeffizient errechnete sich mit 0,59 für das Kopfzentrum (A), 0,74 für die gesamte Femurkopfregion (B), 0,46 für Region C, 0,51 für die gesamte Schenkelhalsregion (D) und 0,30 bzw. 0,37 für die trochanteren Areale (E und F). Die Dichten der größeren Messbereiche korrelieren besser als die kleineren und im Femurkopf besser als in Schenkelhals- und Trochanterregion mit der Bruchlast des Knochens (Abb. 3.25).

Es ließ sich ein signifikanter Unterschied der Präparate von unter und über 60-jährigen im Schenkelkopf (289 vs 250 mg/ml CaHAp) und im Schenkelhalsbereich (102 vs 48 mg/ml CaHAp) nachweisen ($p < 0,05$, Wilcoxon unverbundene Paare). Die intertrochanteren Messbezirke unterschieden sich nicht signifikant (102 vs 99 mg/ml CaHAp) (Abb. 3.26).

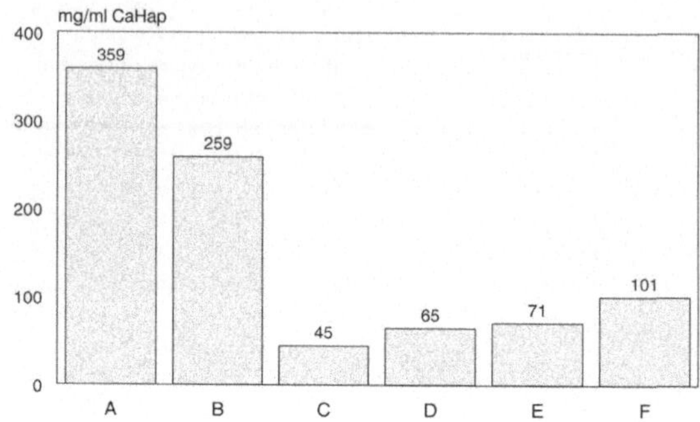

Abb. 3.27. Mittelwerte der 6 definierten Regionen (ROI)

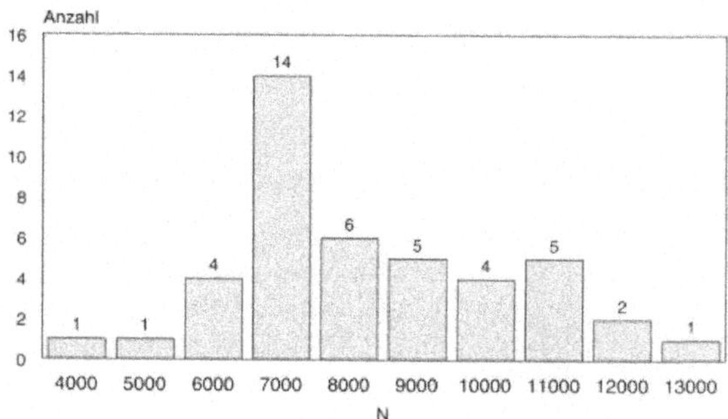

Abb. 3.28. Häufigkeitsverteilung der Bruchlast: Am häufigsten bricht der Schenkelhals unter Zweibeinstandbedingungen zwischen 6000 und 9000 N (25 von 43 Präparaten)

Das Verhältnis der zentralen Regionen A, C, E lag bei 359 zu 45 und 71 mg/ml CaHAp und für die größeren Bereiche B, D, F bei 259 zu 65 zu 101 mg/ml CaHAp. Die größten Streubreiten finden sich im Schenkelhalsbereich (Abb. 3.27).

Die Werte für das rechte bzw. linke Präparatepaar lagen immer dicht zusammen und sind nicht signifikant unterschieden (B rechts/links: 262/260, D rechts/links: 64/65 und F rechts/links 102/100 mg/ml CaHAp).

Für alle Präparate wurde der Mittelwert aus den 3 untersuchten Regionen gebildet. Auch dieser Wert zeigte eine lineare Korrelation zur Bruchlast ($p < 0{,}01$). Er lag für alle Präparate im Durchschnitt bei 137 mg/ml CaHAp (Abb. 3.28).

Auf eine eingehende Beschreibung und Interpretation der weiteren Befunde wird an dieser Stelle verzichtet. Als wesentlich für den Entstehungsmechanismus von Schenkelhalsfrakturen muss die lineare Abhängigkeit der Bruchlast von der Knochendichte festgehalten werden, wobei die Werte im Oberschenkelkopf eine bessere Voraussage als diejenigen im Schenkelhals zulassen.

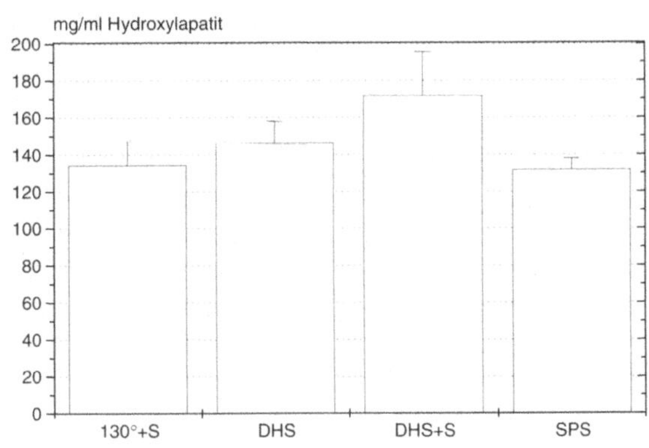

Abb. 3.29. Mittelwerte mit Standardfehler der Knochendichte für die 4 Osteosynthesearten. Die Unterschiede in der mittleren Knochendichte für die einzelnen Osteosynthesearten waren nicht signifikant (Wilcoxon, unverbundene Stichproben; $p < 0{,}05$)

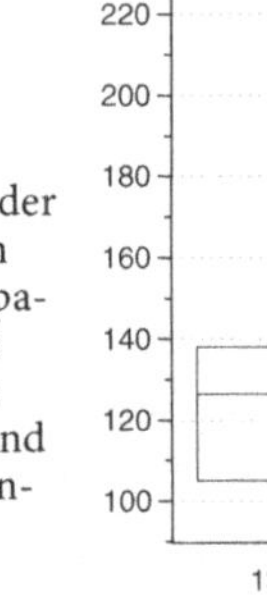

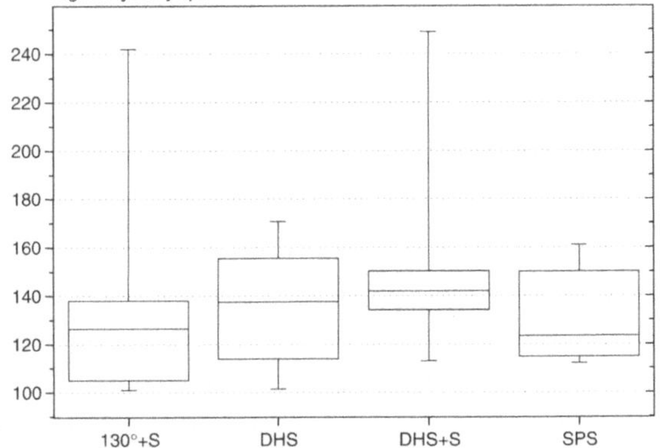

Abb. 3.30. Darstellung der Verteilung der mittleren Knochendichte der Präparate im Box & Whiskers Plot: Linie im Rechteck: Median, Ränder oben und unten 25. bzw. 75. Perzentile. Whiskers: 5. und 95. Perzentile

Für ein kraftaufnehmendes Implantat ist es wichtig, in der dichtesten Trabekelstruktur Abstützung und Halt zu finden. Diese Zone ist eindeutig im Femurkopfzentrum (A), das eine Dichte von 359 zu 259 mg/ml CaHAp im Verhältnis zum Gesamtdurchmesser (B) aufweist.

Die zufällig ausgesuchten Präparate (einziges Ausschlusskriterium: ein Paar sollte nicht mit derselben Osteosynthese versorgt werden) hatten folgende Dichteverteilung als Mittelwerte aller 3 Regionen (B+D+E) (Abb. 3.29 u. 3.30).

Es wurden weitere Zusammenhänge zwischen der Knochendichte und der Stabilität der Osteosynthese statistisch untersucht und ermittelt (einfache lineare Regression):

- Auf die Gesamtbelastung (Fges), die bis zur definierten Instabilität nach zyklischer Belastung der Osteosynthesen toleriert wurde, hatte die Dichte in keiner der Regionen einen signifikanten Einfluss.

- Auf die Steifigkeit der Knochenpräparate (E-Faktor) hatte die Dichte ebenfalls keinen signifikanten Einfluss. Diese scheint mehr von den kortikalen oder geometrischen Verhältnissen am coxalen Femurende abhängig zu sein.
- Auf die Maximalbelastung der Osteosynthese nach Defektsituation (Frm) lässt sich eine statistische Korrelation nur zur Dichte im Femurkopf (A, B) ($p < 0{,}05$) nachweisen; dies bedeutet, dass ohne Abstützung der Fragmente im Bruchbereich die Stabilität der Osteosynthese vom Halt des Implantates im Femurkopf abhängt, gleich welches Implantat benutzt wird.

3.4.3.
Osteosynthesen

Die in o.g. Art und Weise erzeugten Schenkelhalsfrakturen vom Typ Pauwels III wurden reponiert und mit 4 verschiedenen Osteosyntheseverfahren in korrekter Technik stabilisiert (Abb. 3.31):

- mit der *Dynamischen Hüftschraube (DHS)* als einem sog. dynamischen Osteosynthesesystem, bei welchem eine einzelne, große Schraube als Kraftträger in der Schenkelhalsachse mittels innerer Schienung und Kompression (Haftreibung) die Dislokation verhindert; diese Schraube ist in einem vorgegebenen Winkel von 135° über einen Gleitzylinder an einer Platte am Oberschenkel verbunden und kann unter Druck nach lateral gleiten. Dabei stützen sich die Fragmentenden gegenseitig ab;

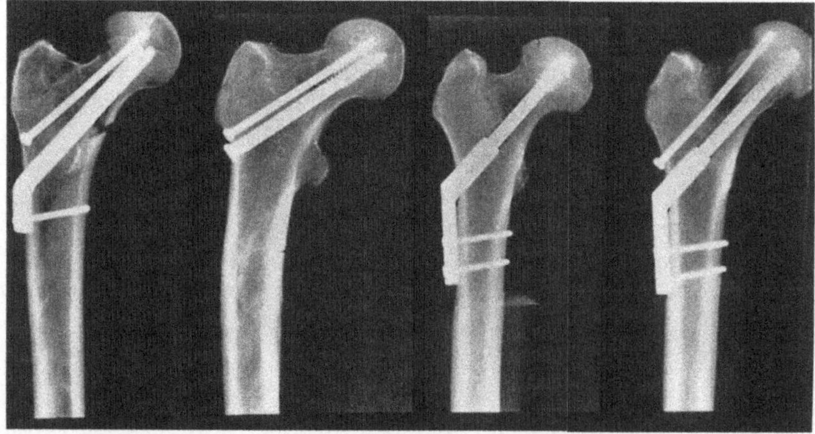

3.31. Röntgenbilder der 4 Osteosyntheseverfahren von links nach rechts: 130°-Winkelplatte mit Zugschraube, 3 Spongiosaschrauben, DHS und DHS mit Zugschraube

- mit der *DHS und einer zusätzlichen 6,5 mm Spongiosaschraube* im kranialen Schenkelhals und -kopf als Zuggurtung gegen die Abkippung des Kopffragmentes;
- einer reinen interfragmentären Verschraubung mit *3 großen (6,5 mm) Spongiosaschrauben,* die geometrisch in Form eines Dreiecks mit der Basis am unteren Schenkelhals und parallel in beiden Ebenen eingebracht wurden; diese Schrauben haben keine feste Verbindung zu einer Platte am Oberschenkel und
- mit einer *130°-Winkelplatte,* einem sog. starren System, bei welchem eine Klinge mit einem U-profil als Kraftträger in der Schenkelhalsachse dient, die starr mit einem Winkel von 130° mit einer Platte am Oberschenkel verbunden ist. Dieses System ist nur tragfähig in Verbindung mit einer kranialen Zuggurtungsspongiosaschraube und Hypervalgisierung des Kopffragmentes. Die Klinge dient weniger als Gleitschiene für das Kopffragment, als zu dessen Unterstützung und die Verkippung des Kopfes kann durch sie alleine nur unzureichend verhindert werden.

3.4.3.1
Messmethode für Bruchspaltbewegungen

Die 4 Osteosyntheseverfahren wurden zyklischen Belastungen mit unterschiedlicher Kraft bei definierter Richtung (9°-Adduktion des Oberschenkels, d.h. Zweibeinstandbedingungen) ausgesetzt. Als niedrigste Belastungsstufe wurden 1000 N Belastung bei einer Vorlast von 10 N und einer Prüfgeschwindigkeit von 2000 N/s und Verweilzeit unter Vollbelastung und Vollentlastung von 0,2 s eingestellt. Das Kraft/Verformungsdiagramm wurde über die Kraft- und Traversenwegsensoren aufgezeichnet, der jeweils 5. und 200. Zyklus wurde dokumentiert (Abb. 3.32), so dass sich eine Tendenz zur Abnahme der Festigkeit der Knochen-Osteosynthese-Verbindung errechnen und anschaulich machen ließ (Abb. 3.33, obere Kurve).

Der Omega-Wegaufnehmer funktioniert folgendermaßen: Auf einem Kupferhalbring werden an der Konkav- und Konvexseite 2 Dehnungsmessstreifen mit einem Spezialkleber befestigt. Bewegungen des Halbringes im Sinne einer Aufdehnung oder einer Kompression führen zu Dehnungen oder Stauchungen der Dehnungsmessstreifen und ändern das elektrische Potential, welches über feine Drähte abgeleitet werden kann. Über einen AD-Wandler können die analogen Signale in digitale umgewandelt und als Simultankurve in einem Kraft/Verformungsdiagramm oder als Absolutwerte abgeleitet werden. An der Ringöffnung wurde der Wegaufnehmer mit Ringösen von 1,9 mm armiert. Diese Ösen nehmen einen 1,8 mm Kirschner-Draht auf. Der hier verwandte Omega-Wegaufnehmer wurde von der Fa. UTS/Einsingen hergestellt, auf Linearität geprüft und geeicht. Selbstver-

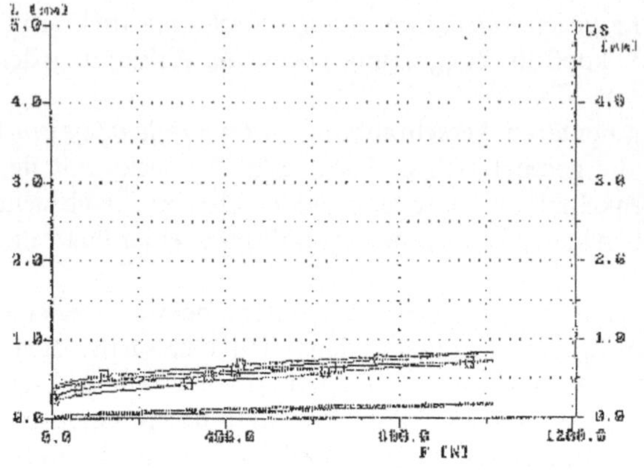

Abb. 3.32. Kraft-Verformungsdiagramm des Gesamtprüfkörpers über die Traverse gemessen (obere Kurve). Unabhängig davon wurde mit einem Omega-Wegaufnehmer der Bruchspalt am kranialen Schenkelhals direkt vermessen (untere Kurve)

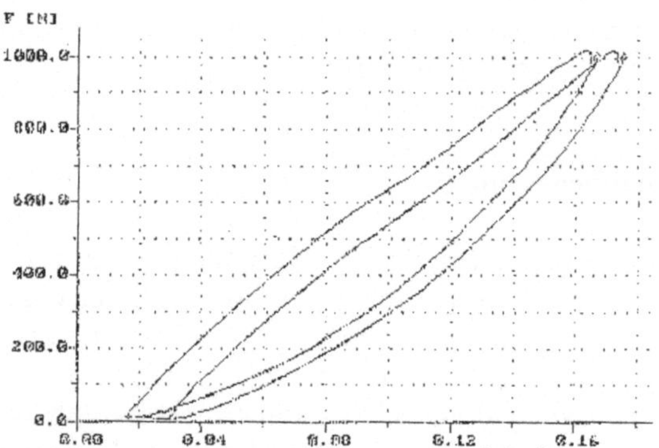

Abb. 3.33. Kraft-Bruchspaltdiagramm mit Omega-Wegaufnehmer in optimierter Darstellung als Hysteresekurven: linke Schleife 5., rechte Schleife 200. Belastungszyklus. Beide Schleifen verlaufen formgleich mit einer Verschiebung der Entlastungsphase (o-Wert) und Belastungsphase (1000 N) um etwa 0,02 mm. Absolut stabile Verhältnisse mit minimalem Setzvorgang. Beispiel einer DHS-Osteosynthese

ständlich müssen Temperaturschwankungen bei den Messungen vermieden werden. Für die Messungen des Frakturspalts wurden in einem definierten Abstand zum Spalt 2 Kirschner-Drähte eingebohrt, die Ringösen wurden über die parallelen K-Drähte geschoben und der Wegaufnehmer auf den Nullwert abgeglichen. Spaltdehnungen werden auf die Kirschner-Drähte übertragen und führen zu Dehnungen des Halbringes, die direkt abgelesen werden können (Abb. 3.34 u. 3.35).

Abb. 3.34. Nahaufnahme des Omega-Weg-aufnehmers. Die seitlich angebrachten Ringe dienen der Aufnahme von 1,8 mm starken Kirschner-Drähten, die parallel diesseits und jenseits des Frakturspalts an der Zugbelasteten kranialen Schenkelhals-seite eingebracht wurden. Bewegungen über den Spalt hinweg werden auf die Kirschner-Drähte übertragen und der Omega-Ring wird aufgedehnt. Über Dehnungsmessstreifen an der Konvex- und Konkavseite wird diese Aufdehnung regis-triert und Änderungen des elektrischen Potentials können abgeleitet und nach Eichung als Wegänderung gemessen werden

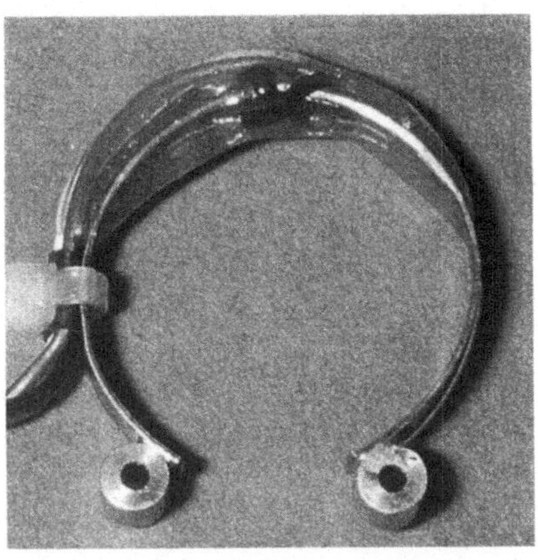

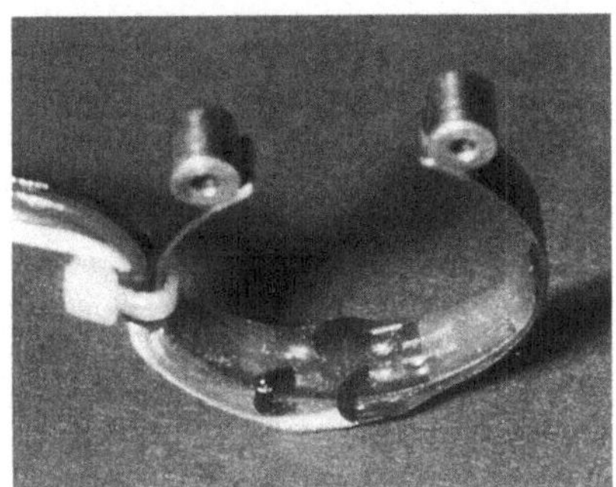

Abb. 3.35. Omega-Wegaufnehmer mit In-nenseite: Blick auf die konvexseitigen DMS

3.4.3.1.1
Definition der Instabilitäten

Die Festigkeit oder Stabilität der Osteosynthese kann unterschiedlich defi-niert werden: einmal als der Wert in N, der unter diesen Versuchsbedingun-gen erreicht wird, bevor es zur Débricolage, dem abrupten Zusammenbruch des gesamten Systems kommt („Cut-out-Test"). Die Bestimmung dieses Wertes erlaubt jedoch nicht die vorgängige Durchführung einer zyklischen Belastung, wie sie im Alltag vorkommt, da hierbei Lockerungs- und Setzvor-gänge die Montage schwächen können. Eine andere, der physiologischen Belastung besser entsprechende Definition lässt sich aus der Beobachtung des Bruchspaltes unter der zyklischen Belastung ableiten: legt man eine defi-nierte Bruchspaltzunahme während des Testverlaufes fest, kann man die Instabilität direkt messen und eine Grenze festlegen, bei welcher die weitere Belastung gestoppt wird.

Die Zunahme der Bruchspaltgröße bei gleich bleibender Belastung erwies sich in Vorversuchen als sensibler Parameter der Instabilität. Hatte diese den Wert von 1,0 mm überschritten, kam es rasch zu einem Zusammenbruch der Osteosynthese. Die Situation entspricht dann einer Defektsituation, bei welchen die Fragmentenden sich nicht mehr aufeinander abstützen.

Die absolute Größe des Bruchspaltes unter Belastung geht nicht direkt mit einer progredienten Instabilität einher. Bei guter Tragfähigkeit des Implantates mit guter Abstützung im Oberschenkelkopf kann sich auch ein großer Bruchspalt nach Belastungsende wieder komplett schließen (Abb. 3.36).

Diese Instabilität wurde bei der Belastung bis 1000 N selten erreicht, so dass eine Steigerung der Belastung auf 2000 N und 3000 N mit jeweils 200 Zyklen angestrebt wurde. Bei Erreichen der so definierten Instabilitäts-

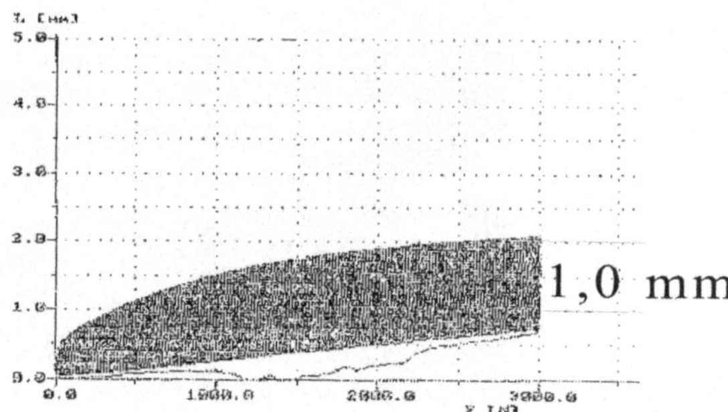

Abb. 3.36. 4 Simultane Bruchspaltwegmessung unter dynamischer Belastung bis zur definierten Instabilität. Die Hysteresekurven jeder Einzelbelastung sind mitgeplottet und zeigen eine zunehmende Bruchspaltvergrößerung ohne Rückkehr zum 0-Wert unter Entlastung und noch größerer Bruchspalterweiterung unter Vollbelastung mit 3000 N. Wenn die Zunahme des Bruchspaltes unter Vollbelastung 1,0 mm überschritten hatte, wurde die Gesamtbelastung (Zyklen X Last) als Instabilität definiert und die Belastung eingestellt

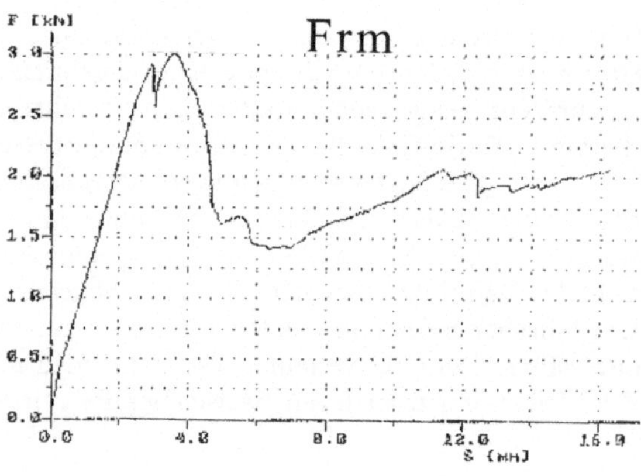

Abb. 3.37. Typisches Kraft-Verformungsdiagramm für Frm: das Präparat widersteht bis etwa 3000 N Belastung, dann bricht es irreversibel ein. Der Maximalwert, der von der Gesamtmontage erreicht wurde, wurde als Frm, d.h. Maximallast unter Defektbedingungen definiert, da alle Montagen vor diesem Test bis auf eine Bruchspaltzunahme auf 1,0 mm unter Belastung ausgetestet wurden

grenze wurde die Belastung gestoppt, und es wurde die Summe aus allen Lastzyklen n gebildet (Fges), bei der die Osteosynthese als instabil angesehen wurde. Konnte eine Osteosynthese zum Beispiel 183 mal mit 2000 N bis zur Bruchspaltvergrößerung von 1,0 mm belastet werden, errechnete sich die Fges aus:

200 X 1000 + 183 X 2000 = 566000 N oder 566 kN.

Im Anschluss an die so entstandene Defektsituation wurden alle Osteosynthesen einer nicht limitierten, einmaligen Last ausgesetzt. Der größte dabei erreichte Widerstand wurde als Frm definiert und ist ein Wert für die Verankerung der Implantate im Femurkopf (Abb. 3.37).

3.4.3.2
Ergebnisse

3.4.3.2.1
Dynamische Hüftschraube (DHS)

Nachdem immer auf die gleiche Art und Weise standardisierte mediale Schenkelhalsfrakturen erzeugt worden waren, wurden die zuvor zufällig gematchten Präparate einer Osteosynthese unterzogen. Als erste Gruppe soll die Osteosynthese mit einer dynamischen Hüftschraube beschrieben werden: Es wurde eine anatomische Reposition des Oberschenkelkopfes auf den -hals vorgenommen. Mit dem zentralen Führungsdraht wurde genau und standardisiert in den Kopfmittelpunkt eine Schraube eingebracht, die lateral am Oberschenkel mit einer 2-Loch-135°-Platte fixiert wurde. Anschließend wurde zur Dokumentation eine Röntgenaufnahme in 2 Ebenen bei allen Präparaten durchgeführt, um Fehlplatzierungen zu erkennen und zu kurze Schrauben auszuwechseln. Alle Schraubengewinde lagen jenseits der Frakturlinie.

Danach erfolgte die Belastung im zyklischen Belastungsversuch unter den vorbeschriebenen Bedingungen des Zweibeinstandes mit definierter Kraft und Belastungsgeschwindigkeit (siehe 3.4.3.1).

Die ersten 200 Belastungszyklen erfolgten mit 1000 N Belastung. Beobachtet wurde dabei die absolute Bruchspaltweite nach dem 5. Zyklus (Lm 11) und nach dem 200. Zyklus (Lm 12). Errechnet wurde die Bruchspaltzunahme während der zyklischen Belastung (Lz) als Maß für die Zunahme der Instabilität unter Dauerbelastung. Hierbei ließ sich bei 17 Osteosynthesen ein Mittelwert für Lm 11 von 0,57 mm und Lm 12 von 0,66 mm errechnen, d. h. im Durchschnitt kam es zu einer Bruchspaltzunahme während der 200 Belastungen von nur 0,09 mm (Abb. 3.38).

Unter der zyklischen Belastung von 2000 N erweiterte sich der Bruchspalt auf einen Ausgangswert von Lm 21 mit 1,66 mm und einen Endwert von

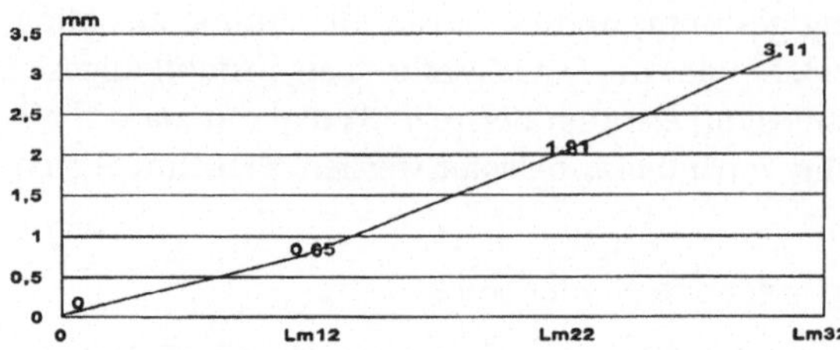

Abb. 3.38. Absolute Bruchspaltgröße bei 1, 2, und 3 kN (Lm12, Lm22, Lm32) nach 200 Zyklen. DHS-Osteosynthese: bei 1000 N waren alle, bei 2000 N noch 71% und bei 3000 N noch 29% der Osteosynthesen stabil

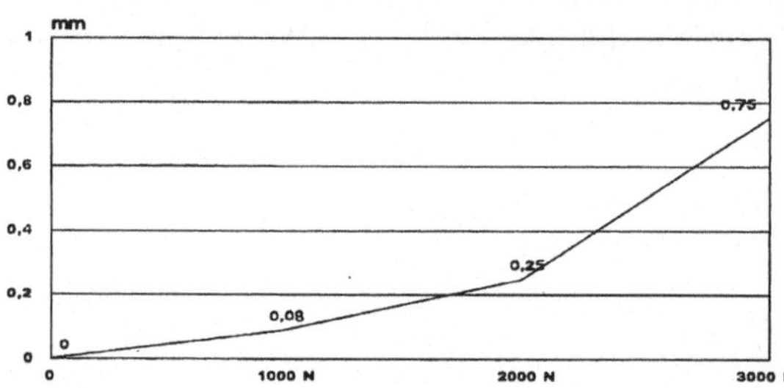

Abb. 3.39. Bruchspaltzunahme bei 1000, 2000 und 3000 N Belastung. DHS-Osteosynthese: bei 1000 N 100%, bei 2000 N 71%, bei 3000 N 29% der Präparate ohne Instabilitätszeichen

Tabelle 3.14. Deskriptive Statistik

	Fges/kN	FrM/N
Fälle	17	17
Mittelwert	1118,71	3672,12
Std. Fehler	190,224 ·	257,720
Std. Abweichung	784,315	1062,61
Median	798,000	3899,00

Lm 22 von 1,91 mm, d. h. einer Bruchspaltzunahme von 0,25 mm während der 200 Zyklen. 5 Präparate erreichten während dieser 200 Zyklen die zuvor festgelegte Instabilität mit Bruchspaltzunahme von 1,0 mm, und die Belastungen wurden nach dem Erreichen dieser Grenze abgebrochen. Die restlichen 12 Präparate wurden mit 3000 N belastet, woraufhin eine Bruchspaltzunahme auf 2,39 mm bis auf 3,11 mm am Ende der Belastungen mit einer durchschnittlichen Differenz von 0,75 mm resultierte. 7 Präparate erreichten während dieser Belastung die Instabilitätsgrenze von 1,0 mm, 5 Präparate überstanden diese Belastung ohne irreversibles Erreichen der Instabilitätsgrenze (Abb. 3.39) (Tabelle 3.14).

Die durchschnittliche Gesamtbelastung Fges bis zur definierten Instabilität von 1,0 mm Bruchspaltzunahme lag für die DHS bei 1118 kN ± 190 kN (Vertrauensintervall 95%).

Die durchschnittliche Maximallast nach dieser Instabilität (Frm/N) wurde mit 3672 ± 258 N (95% Vertrauensintervall) ermittelt.

3.4.3.2.2
DHS und zusätzliche Spongiosaschraube

Bei dieser Osteosynthese wurde die große Schraube etwas unterhalb des Kopfzentrums platziert und kranial davon eine 6,5mm-Spongiosaschraube als Zuggurtung für das Kopffragment eingebracht. Diese Schraube wurde mit definierter Kraft von 3 N/m festgezogen. Die Montage erwies sich unter den zyklischen Belastungen als extrem stabil.

Bei 1000 N Belastung wurde eine absolute Bruchspaltweite von 0,34 mm nach 5 und 0,38 mm nach 200 Zyklen gemessen. Die Bruchspaltzunahme Lz1 betrug 0,04 mm im Durchschnitt. Die Erhöhung der Last auf 2000 N vergrößerte den Bruchspalt auf 0,9 mm zu Anfang und 1,04 mm am Ende der 200 Belastungszyklen mit einer Bruchspaltzunahme von nur 0,14 mm während der Belastung. Alle 8 Präparate konnten mit 3000 N belastet werden, lediglich ein Präparat erreichte während der 200 Belastungszyklen mit 3000 N die Instabilitätsgrenze von 1,0 mm Bruchspaltzunahme. Die durchschnittliche Bruchspaltzunahme lag nach 200 Zyklen bei 0,44 mm (Abb. 3.40 u. 3.41) (Tabelle 3.15).

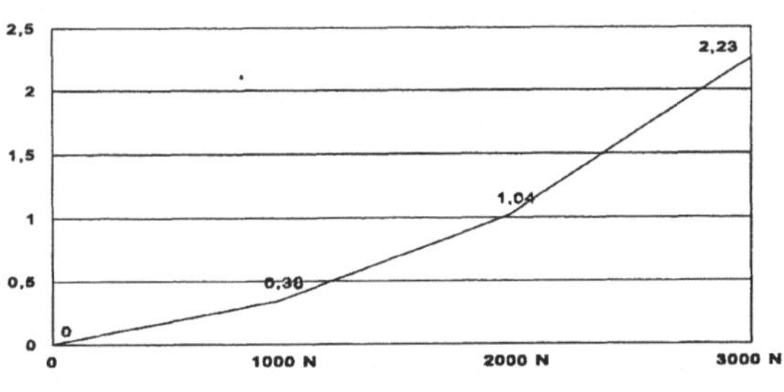

Abb. 3.40. Absolute Bruchspaltgröße bei 1, 2 und 3 kN (Lm 12, Lm 22, Lm32) nach 200 Zyklen. DHS + zusätzliche Zugschraube: bei 1000 N 100%, bei 2000 N 100% und bei 3000 N 87,5% der Osteosynthesen ohne Instabilität

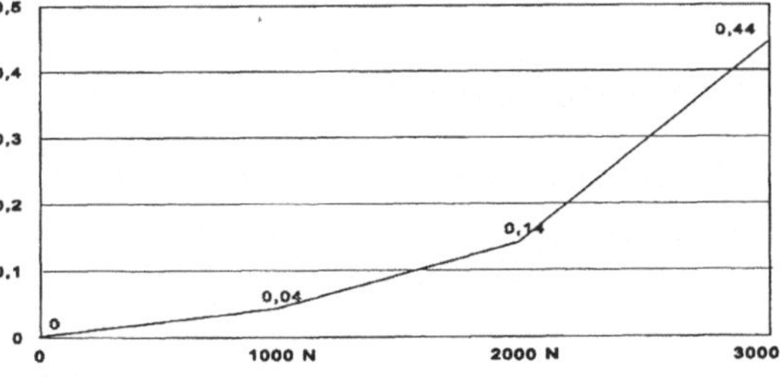

Abb. 3.41. Bruchspaltzunahme bei 1000 N, 2000 N und 3000 N Belastung während 200 Zyklen Belastung der DHS+S-Osteosynthesen

Tabelle 3.15. Deskriptive Statistik

	Fges/kN	Frm/N
Fälle	8	8
Mittelwert	2007,50	5547,13
Std. Fehler	260,880	790,526
Std. Abweichung	737,881	2235,95
Median	2005,50	5192,00

Die durchschnittliche Belastung einer derartigen Osteosynthese bis zum Versagen (Fges) wurde mit 2008 $\pm$ 261 kN berechnet, und damit war sie mit Abstand die stabilste. Auffallend ist die durchgehende Berechenbarkeit der Stabilität mit nur geringer intraindividueller Schwankung der Bruchspaltzunahmen. Die Absolutgröße des Bruchspaltes variiert jedoch stärker. Die nach Instabilität noch ermittelte Maximallast Frm lag bei 5547 $\pm$ 790 N im Durchschnitt.

3.4.3.2.3
Drei Spongiosaschrauben

Bei 10 Präparaten wurde die Osteosynthese mit 3 großen kanülierten Spongiosaschrauben durchgeführt. Die geometrische Verspannung erfolgte in einem Dreieckssystem mit zwei Schrauben über dem Adam'schen Bogen und einer Schraube im kranialen Schenkelhals.

Unter 1000 N Belastung fand sich ein Bruchspalt zu Beginn der Belastung von 0,36 mm, am Ende der 200 Zyklen von 0,52 mm mit einer Lz1 (Bruchspaltzunahme bei 1000 N) von 0,21 mm. Während dieser Belastung zeigte die Schraubenosteosynthese ein sehr gutes Stabilitätsverhalten.

Unter einer Lastzunahme auf 2000 N vergrößerte sich der Bruchspalt zu Beginn der Belastungszyklen auf 0,92 mm, gegen Ende der 200 Belastungen lag er bei 1,74 mm mit einer Lz2 von 0, 82 mm. 7 von 10 Präparaten erreichten jedoch während dieser 200 Lastzyklen ihre Instabilitätsgrenze von 1,0 mm Bruchspaltzunahme, so dass lediglich noch 3 Präparate unter 3000 N Belastung getestet werden konnten, diese versagten jedoch alle relativ rasch (Abb. 3.42 u. 3.43) (Tabelle 3.16).

Die Summe der errechneten Gesamtlast (Fges) lag im Durchschnitt bei 490 $\pm$ 54 kN bis zur Instabilität. Nach weiterer, nicht limitierter Belastung (Frm) wurden im Durchschnitt 2617 $\pm$ 260 N von der Osteosynthese bis zum Zusammenbruch aufgebaut.

Auffällig waren bei dieser Osteosyntheseart das gute Verhalten unter geringer Last, aber auch die frühe Verbiegung der Schrauben über dem Adam'schen Bogen und das Einreißen der kranialen Schraube am lateralen

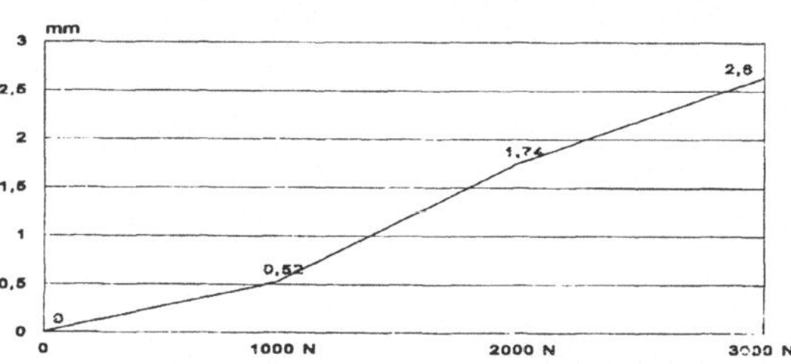

Abb. 3.42. Absolute Bruchspaltgröße bei 1, 2 und 3 kN (Lm 12, Lm 22, Lm32) nach 200 Zyklen. Drei Spongiosaschrauben: nach 200 Zyklen mit 1000 N waren 100%, mit 2000 N nur noch 30% und mit 3000 N keine der Osteosynthesen stabil

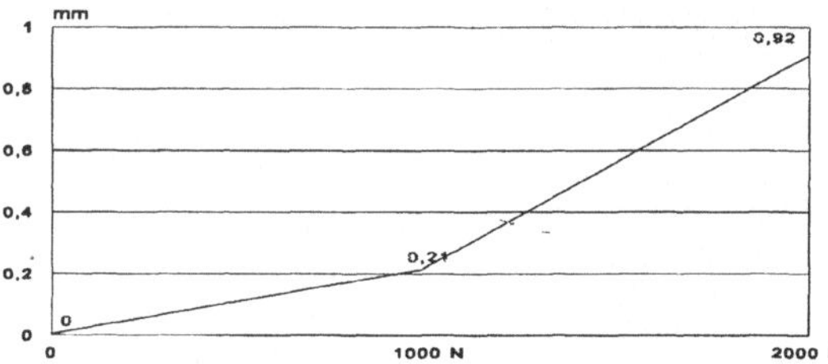

Abb. 3.43. Bruchspaltzunahme während zyklischer Belastung: 3 Spongiosaschrauben: bei 1000 N waren 100%, bei 2000 N nur noch 30% und bei 3000 N keine der Osteosynthesen mehr stabil. Die 3 von 10 Präparaten, die nach der Belastung mit 200 Zyklen und 2000 N die Instabilitätsgrenze noch nicht erreicht hatten, kommen hier nicht mehr zur Darstellung

Tabelle 3.16. Deskriptive Statistik

	Fges/kN	Frm/N
Fälle	10	10
Mittelwert	490,300	2617,30
Std. Fehler	53,5985	260,279
Std. Abweichung	169,493	823,074
Median	562,000	2838,50

Oberschenkel mit irreversibler Deformierung der Osteosynthese bei Belastungen von 2000 N. Die absolute Bruchspaltweite ist relativ klein bis zur zunehmenden Instabilität durch das elastische Mitschwingen der Schrauben.

3.4.3.2.4
130°-Winkelplatte und kraniale Spongiosaschraube

10 Präparate wurden mit einer 130°-Winkelplatte, die an einer Schraube am Femurschaft befestigt wurden, und einer zusätzlichen Spongiosaschraube mit Zuggurtungseffekt stabilisiert. Im Gegensatz zu den beiden ersten Osteosynthesen wurde bei der Winkelplattenosteosynthese eine Valgisation

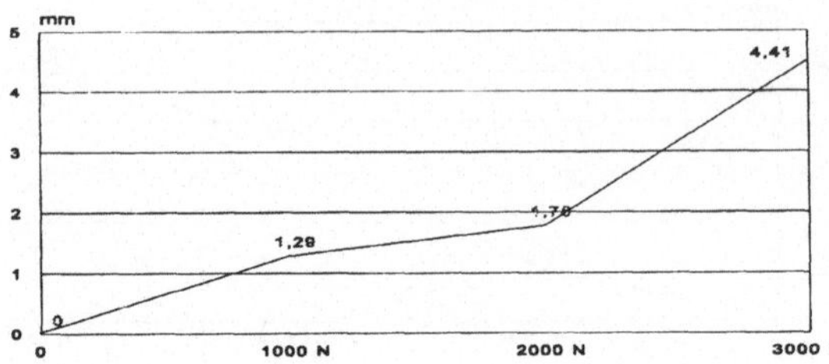

Abb. 3.44. Absolute Bruchspaltgröße bei 1, 2 und 3 kN (Lm 12, Lm 22, Lm32) nach 200 Zyklen. 130°-Winkelplatte und Zugschraube: bei 1000 N sind noch 80% (8 von 10), bei 2000 N noch 50% und bei 3000 N ist keine der Osteosynthesen mehr stabil

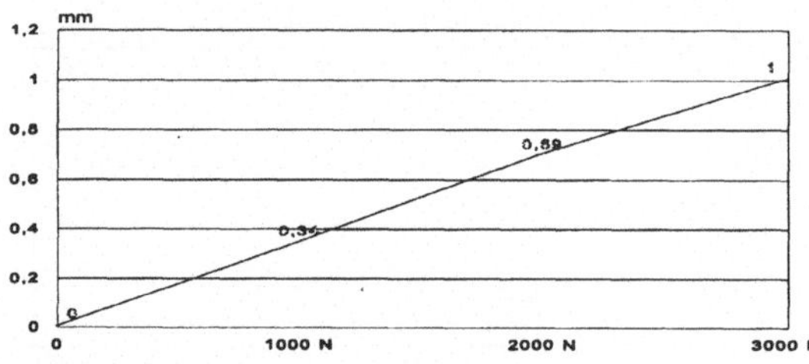

Abb. 3.45. Bruchspaltzunahme bei 1000 N, 2000 N und 3000 N Belastung während 200 Zyklen. 130°-Winklelplatte und Zugschraube: bei 1000 N 80%, bei 2000 N 50% und bei 0% Stabilität

Tabelle 3.17. Deskriptive Statistik

	Fges/kN	Frm/N
Fälle	10	10
Mittelwert	433,900	2962,40
Std. Fehler	85,8752	342,849
Std. Abweichung	271,561	1084,18
Median	523,500	3026,50

des Kopfes auf den Hals angestrebt, da diese Operationsmethode nur dann korrekt durchgeführt ist. Unter 1000 N lagen die absoluten Bruchspaltgrößen zu Anfang bei 0,95 mm, gegen Ende der 200 Lastzyklen bei 1,29 mm mit einer Bruchspaltzunahme Lz1 von 0,34 mm unter 200 Zyklen. Zwei Präparate erreichten ihre Instabilitätsgrenze bereits unter der Belastung von 1000 N. Von den restlichen 8 Präparaten wurden unter 2000 N Belastung weitere 3 instabil. Die durchschnittliche Bruchspaltzunahme Lz2 lag bei 0,69 mm. Alle verbliebenen 5 Präparate wurden während der folgenden 200 Lastzyklen mit 3000 N instabil, bei einem durchschnittlichen Bruchspalt von 3,41 mm zu Beginn der Lastzyklen (Abb. 3.44 u. 3.45) (Tabelle 3.17).

Die Summe der errechneten Gesamtlast (Fges) berechnete sich im Durchschnitt auf 434 ± 86 kN bis zur Instabilität.

Nach weiterer, nichtlimitierter Belastung (Frm) wurden von der Osteosynthese bis zum vollständigen Versagen im Durchschnitt 2962 ± 348 N aufgenommen.

Auffallend bei dieser Osteosyntheseart war die Inhomogenität und schlechte Voraussagbarkeit der Stabilität der Montage, bei denen der Wert von 1000 N schon in 20% zum Hervorrufen der Instabilität ausreichte.

3.4.3.3
Vergleich der Osteosyntheseverfahren

3.4.3.3.1
Gesamtlast bis zum Erreichen der Instabilität (Fges/kN)

Bei der statistischen Prüfung im Wilcoxon-Test für unverbundene Proben ist die Osteosynthese mit DHS + S allen anderen auf hohem Signifikanzniveau überlegen (DHS: p < 0,0012; 3 SPS: p < 0,0058; 130°+S: < 0,0058). Als nächste Osteosynthese ist die DHS gegenüber der Spongiosaschraubenosteosynthese (p < 0,0234) und der 130°-Winkelplatte (p < 0,0183) als stabiler anzusehen. Die reine Verschraubung und die Winkelplatte unterscheiden sich statistisch nicht. Die Knochendichte hatte auf Fges keinen messbaren Einfluss (Abb. 3.46 u. 3.47).

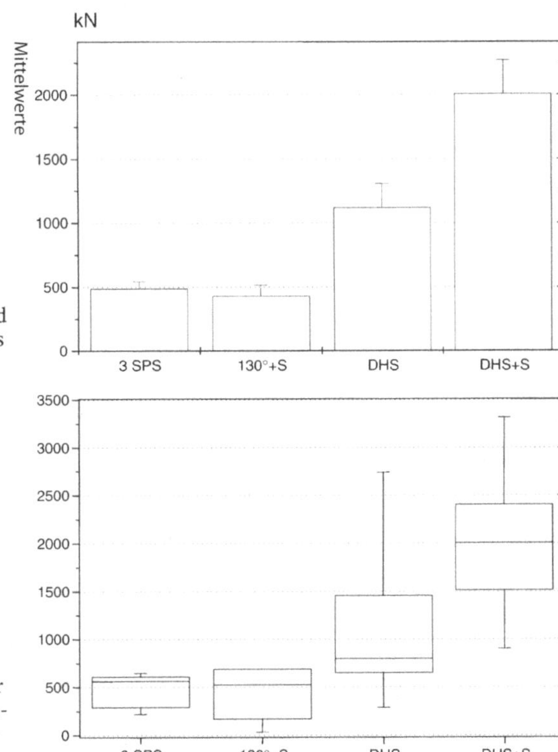

Abb. 3.46. Mittelwerte und Standardfehler für die Fges der 4 Osteosynthesen

Abb. 3.47. Darstellung der Fges/kN der vier Osteosynthesen im Box- und Whiskers-Plot

3.4.3.3.2
Maximallast unter Defektbedingungen (Frm/N)

Wenn nach der definierten Instabilität nach zyklischer Belastung eine einmalige, nicht limitierte Belastung auf die Präparate gebracht wurde, waren diese noch in der Lage einen Widerstand gegen diese Kraft aufzubauen, bevor sie ganz zerstört wurden. Der größte gemessene Widerstand gegen die vollständige Deformierung wurde mit Frm bezeichnet. Auch bei dieser Art der Belastung ist die DHS+S-Osteosynthese die stabilste, obwohl sie sich gegenüber der DHS nicht signifikant unterscheidet (p = 0,0807). Gegenüber 130°+S und 3SPS sind die Unterschiede signifikant (p = 0,0343 bzw. 0,0086), letztere unterscheiden sich nicht untereinander. Für diese Belastung wurde eine statistische Abhängigkeit von der Knochendichte im Femurkopf errechnet (einfache lineare Regression r = 0,462). Da sich die Dichte in allen Gruppen statistisch nicht unterschieden hat, ist der Einfluss der Osteosyntheseart maßgeblich für Frm/N (Abb. 3.48 u. 3.49).

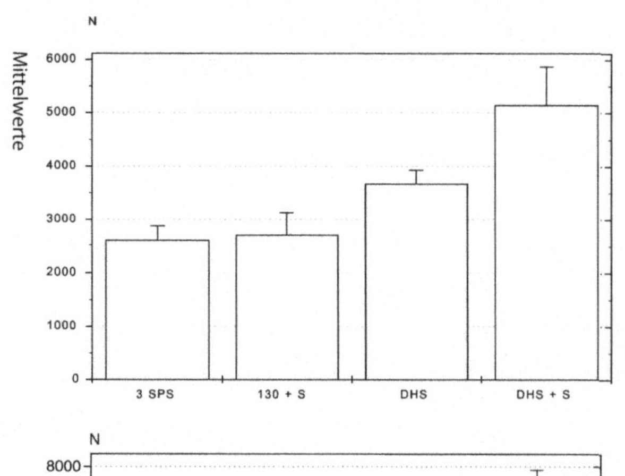

Abb. 3.48. Maximalbelastung unter Defektbedingungen (Frm) für alle Verfahren

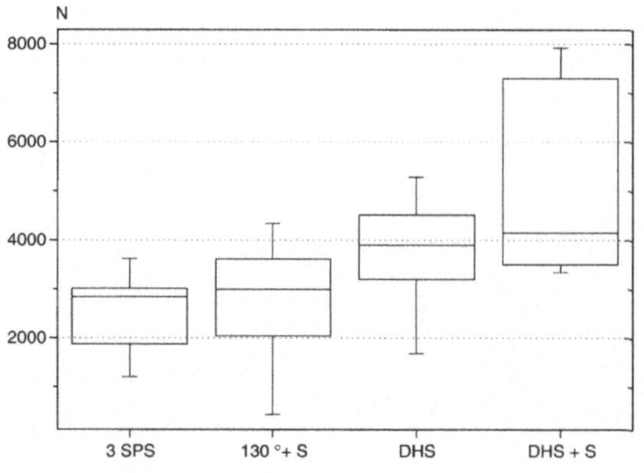

Abb. 3.49. Darstellung der Maximalbelastung unter Defektbedingungen im Box & Whiskers Plot

3.4.3.3.3
Absolute Bruchspaltgröße bei 1000 N

Die absolute Bruchspaltgröße nach 5 Zyklen mit 1000 N Belastung ist ein Maß für den Bruchspalt nach den ersten Setzvorgängen. Sie gibt Hinweise auf die Verschiebung nach kurzfristiger Belastung. Die geringsten Spaltgrößen hatten unter diesen Bedingungen DHS+S und 3 SPS mit 0,34 und 0,31 mm gegenüber der DHS und Winkelplatte mit 0,57 und 0,95 mm. Lediglich 3 SPS und 130°+S unterscheiden sich signifikant (p < 0,05). Bei dieser Belastung sind die Osteosynthesen noch wenig gefordert (Abb. 3.50).

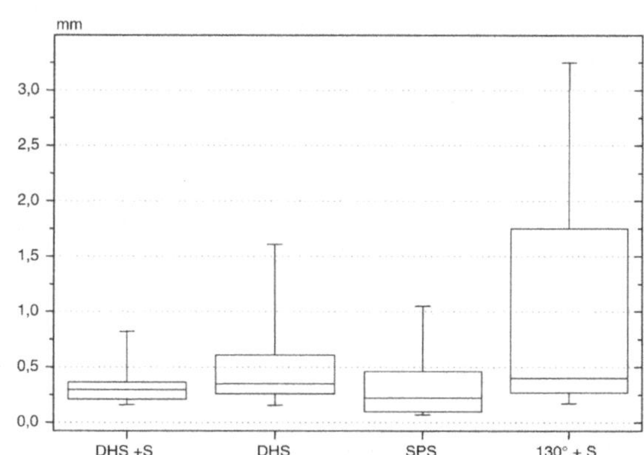

Abb. 3.50. Absolute Bruchspaltgrößen nach 5 Zyklen mit 1000 N Belastung im Box and Whiskers Plot

3.4.3.3.4
Absolute Bruchspaltgröße bei 2000 N

Bei dieser Belastung waren bereits 2 von 10 Präparaten mit Winkelplatten ausgeschieden, die restlichen 8 wurden vermessen. Die kleinsten Spaltweiten hatten weiterhin DHS+S und SPS mit 0,90 und 0,91 mm gegen 1,53 und 1,08 mm bei DHS und Winkelplatten. Die Werte unterschieden sich statistisch nicht voneinander (Abb. 3.51).

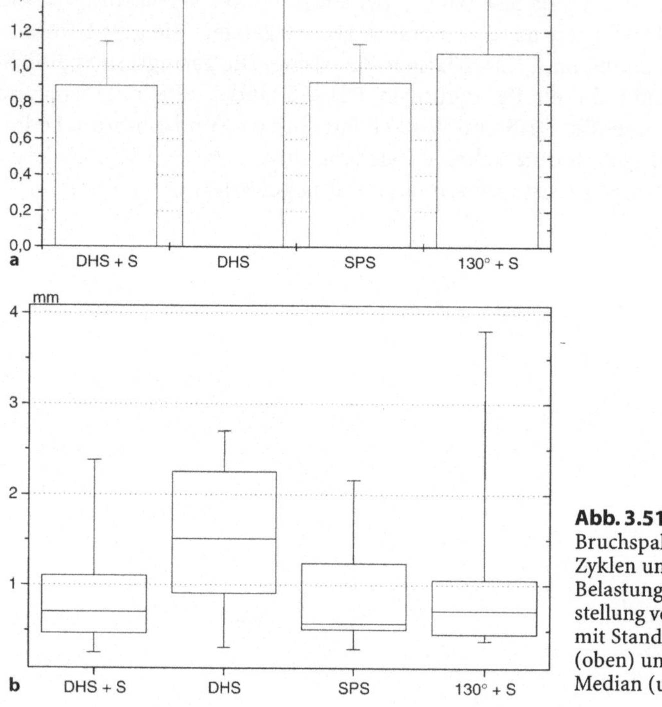

Abb. 3.51. Absolute Bruchspaltgröße nach 5 Zyklen unter 2000 N Belastung. Gegenüberstellung von Mittelwerten mit Standardfehler (oben) und Boxplots mit Median (unten)

3.4.3.3.5
Absolute Bruchspaltgröße bei 3000 N

Die folgende Grafik gibt ein verzerrtes Bild wieder: Von 10 Osteosynthesen mit 3 Spongiosaschrauben waren bei dieser Belastung bereits 7 instabil, von 17 mit der DHS 3, von 10 Winkelplatten 5. Lediglich alle DHS+S-Osteosynthesen waren noch stabil. Die Mittelwerte der noch verbleibenden Präparate sehen wie folgt aus: 1,77 mm für DHS+S, 1,60 mm für die noch verbleibenden 3-SPS-Osteosynthesen, 2,77 mm für 14 DHS und 3,40 mm für 5 Winkelplatten. Auf Grund der unterschiedlichen Zahlen lassen sich hierzu keine signifikanten Veränderungen errechnen (Abb. 3.52).

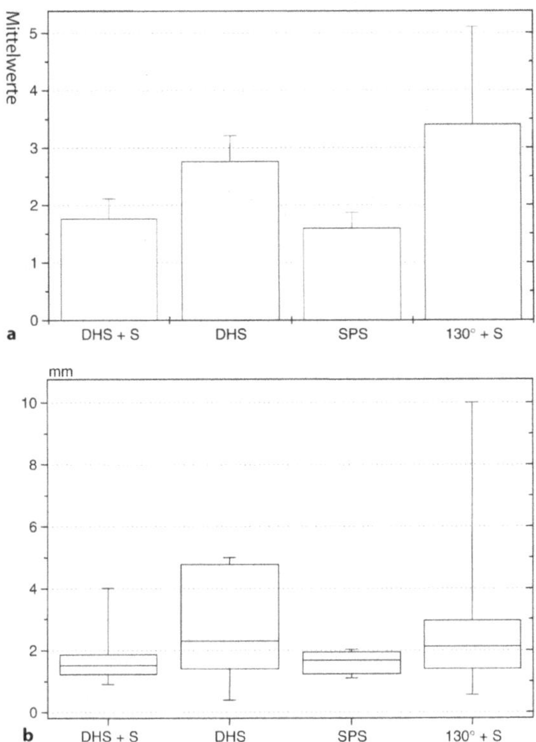

Abb. 3.52. Absolute Bruchspaltgröße nach 5 Zyklen mit 3000 N Belastung. Diese Werte lassen sich nicht mehr direkt vergleichen, da ein Großteil der Präparate außer für die DHS und DHS+S wegen Instabilität schon ausgefallen war

3.4.3.3.6
Frakturspaltvergrößerung unter zyklischer Belastung mit 1000 N

Die Veränderungen des Frakturspaltes während der zyklischen Belastung wurden mit einem Omega-Wegaufnehmer abgegriffen und es wurde die Spaltzunahme nach 200 Zyklen bei 1000, 2000 und 3000 N gemessen (Lm1, Lm2, Lm3). Setzvorgänge und Einstauchungen der Fragmente ineinander beeinflussen den Bruchspalt. An seiner größten Breite kann diese dynamische Beobachtung abgegriffen werden. Unabhängig vom Absolutwert des Bruchspaltes wurden folgende Beobachtungen gemacht: Die Bruchspaltveränderungen waren für die DHS+S bei 1000 N sehr klein (0,05 mm), bei der DHS etwa doppelt so groß (0,10 mm), bei der Schraubenosteosynthese 4 × (0,21 mm) und bei der 130°+S fast 7 × größer als bei der DHS+S (0,34 mm). Statistisch signifikant waren nur DHS+S und DHS gegenüber 130°+S unterschieden, was mit Sicherheit auf die kleinen Gruppen und relativ großen

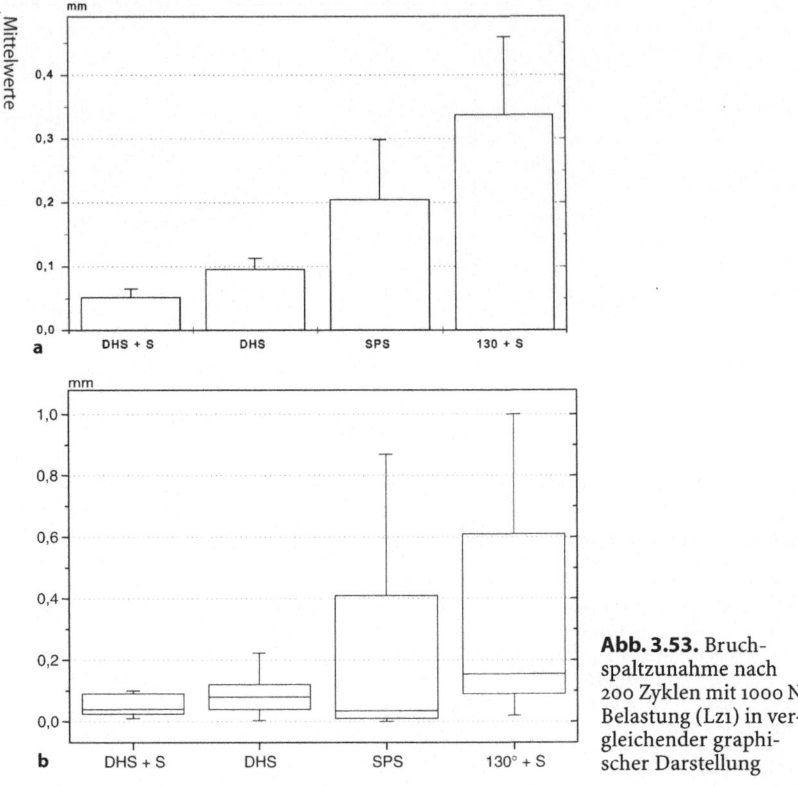

Abb. 3.53. Bruch-
spaltzunahme nach
200 Zyklen mit 1000 N
Belastung (Lz1) in ver-
gleichender graphi-
scher Darstellung

Schwankungen bei Schrauben- und Winkelplattenosteosynthesen
zurückzuführen ist. Von letzteren waren schon 2 von 10 Präparaten instabil geworden (Abb. 3.53).

3.4.3.3.7
Frakturspaltvergrößerung unter zyklischer Belastung mit 2000 N

Nach 200 Belastungen mit 2000 N waren 5 von 10 Winkelplattenosteosynthesen instabil und 7 von 10 Schraubenosteosynthesen. Bei den DHS-Osteosynthesen waren 4 von 17 (23,5%) und den 8 DHS+S Osteosynthesen keine
instabil. Dadurch ergab sich folgendes Übersichtsbild für Lz2: Die geringsten Bruchspaltzunahmen waren bei der DHS+S zu verzeichnen mit
0,14 mm (signifikant gegen DHS: $p < 0,05$; 130°+S: $p < 0,05$ und SPS:
$p < 0,01$). Die DHS alleine hatte durchschnittlich 0,38 mm Zunahme

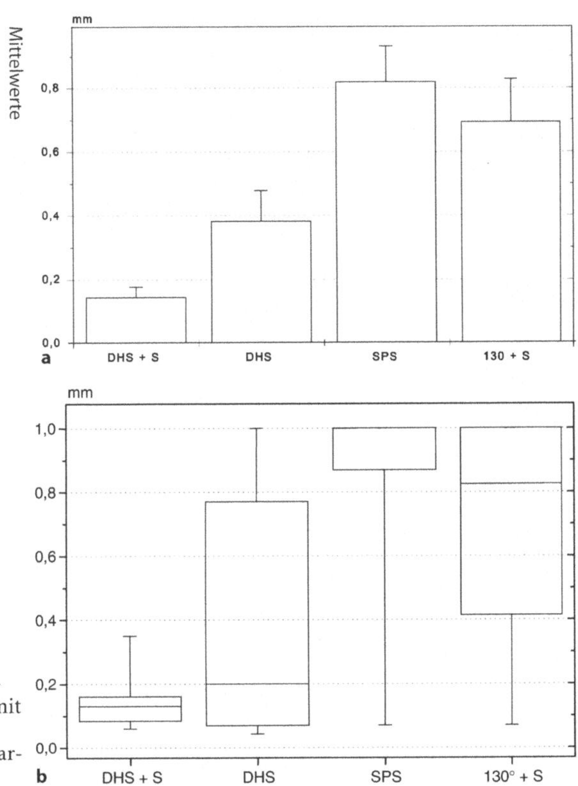

Abb. 3.54. Bruchspaltzunahme nach 200 Zyklen mit 2000 N Belastung (Lz2) nach unterschiedlicher Darstellung

(p < 0,05 gegen SPS), die 130°-Winkelplatte 0,69 mm und die 3 Spongiosaschrauben 0,82 mm (letztere untereinander ohne Signifikanz) (Abb. 3.54).

3.4.3.3.8
Frakturspaltvergrößerung unter zyklischer Belastung mit 3000 N

Nach 200 Belastungszyklen waren noch 7 von 8 DHS+S, und 5 von 17 DHS-Osteosynthesen nicht instabil. Alle anderen Osteosynthesen hatten die Instabilitätsgrenze überschritten. Es ergibt sich daraus folgendes Übersichtsbild: DHS+S haben durchschnittlich Bruchspaltzunahme von 0,44 mm, die DHS von 0,72 mm (p < 0,05). Auch die DHS unterschied sich noch signifikant von beiden anderen Osteosynthesen (p < 0,05) (Abb. 3.55).

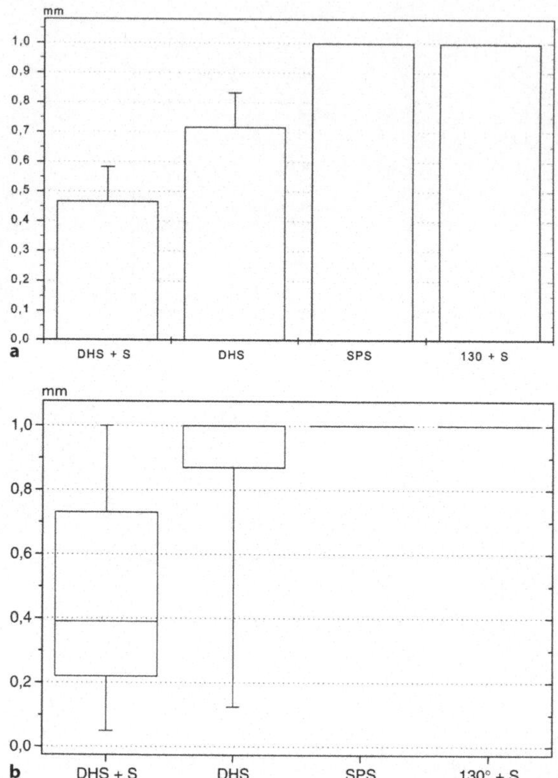

Abb. 3.55. Bruchspaltzunahme nach 200 Zyklen mit 3000 N Belastung (Lz3) in beiden Darstellungsarten

4 Diskussion der Ergebnisse und Hypothese eines Modells für die Entwicklung posttraumatischer avaskulärer Hüftkopfnekrosen

4.1
Pathogenese der Hüftkopfnekrose

Wie die Entwicklung der letzten Jahre gezeigt hat, ist das mechanische Problem der Pseudarthrosenbildung nach medialer Schenkelhalsfraktur durch die neuen, dynamischen Osteosyntheseverfahren weitgehend gelöst (Bonnaire et al. 1993; Kuner et al. 1995; Manninger et al. 1985; Reimers 1964; Reichelt 1969; Scharf et al. 1984; Schwarz 1979; Zilch 1976; Zilch u. Naseband 1980). Die ideale Osteosynthese imitiert die physiologische Baukonstruktion des Schenkelhalses und nimmt die größeren Druckkräfte am kaudalen Halsteil mit einem kräftigen, dynamischen Implantat auf und neutralisiert die Zugkräfte am kranialen Hals, so dass auf der Frakturfläche die Scherkräfte bei allen Bewegungen des Hüftgelenkes neutralisiert und in Druckkräfte umgewandelt werden. Diese Konstruktion ermöglicht einen engen Fragmentkontakt und eine hohe Stabilität, wie dies in den vorliegenden mechanischen Versuchen demonstriert werden konnte. Wie von Pauwels (1935, 1964, 1973) gezeigt wurde, sind unter diesen mechanischen Umständen Pseudarthrosen oder verzögerte Heilungen der beiden Hauptfragmente nicht zu erwarten.

Damit verlagert sich das Problem in Richtung avaskuläre Kopfnekrose, die ihrerseits ätiologisch viele Gründe hat, letztendlich jedoch immer ein Problem der Mikro- oder Makrovaskularisation des Kopffragmentes darstellt (Arlet 1992; Ficat 1980; Hungerford 1980; Reichelt 1969, 1969). Um die Gemeinsamkeiten der atraumatischen Femurkopfnekrose mit der Kopfnekrose nach medialen Schenkelhalsfrakturen herauszuarbeiten, soll hier die Ätiologie der Femurkopfnekrose ohne vorausgegangenes Trauma zusammenfassend dargestellt werden.

Nach Adler 1983 ist die Knochennekrose allgemein gekennzeichnet durch das Fehlen von Osteozyten innerhalb des Knochengewebes. Die Osteozytenlakunen sind leer, Zellkerne fehlen. Die lamelläre Schichtung ist verwaschen oder aufgehoben. Ging man zunächst davon aus, dass der größte Teil der atraumatischen, avaskulären Nekrose idiopathisch, d.h. ohne bekannten Grund, auftritt (Mankin u. Brower 1962), so wurde im Laufe der letzten Jahre ein immer größerer Prozentsatz einer bestimmten Ätiologie zu geordnet: Taucherkrankheit, Sichelzellanämie, Gaucher-Erkrankung, Röntgentherapie, Lupus erythematodes, Steroidbehandlung, Alkoholabusus, Hyperurikämie, Fettstoffwechselerkrankungen, obliterative Arteriitis, Diabetes mellitus, Thrombose und gar Schwangerschaft (Arlet 1992; Arlet et al. 1982; Ficat 1980; Reichelt 1969). Auch Kontusionen ohne Frakturen wurden ätiologisch angeschuldigt (Lequesne u. Cassane 1972).

In der Summe führen all diese Erkrankungen letztendlich zu einer lokal begrenzten, multifokal oder aber segmental auftretenden Durchblutungsstörung mit Sauerstoffminderversorgung auf zellulärer Ebene. Je nach Ausdehnung und Dauer der Minderdurchblutung im Hüftkopf sowie der Belastung der betroffenen Region sind Revaskularisation und ein Wiederaufbau der Spongiosaarchitektur möglich (Claffey 1960; Eschberger u. Eschberger 1987; Forgon et al. 1974; Jacqueline u. Rutishauser 1971).

Als pathogenetisch bedeutsam für die Entstehung einer atraumatischen Hüftkopfnekrose werden verschiedene Mechanismen diskutiert:

Phemister (1934) führte *allgemein vaskuläre Probleme* arteriellen, venösen oder kapillären Ursprungs inklusive iatrogener operativer Traumata und Schenkelhalsfrakturen ursächlich an. Chandler (1948) prägte den Begriff der Koronarerkrankung der Hüfte. Arteriographische Studien von Atsumi (1992) konnten diese Hypothese bestätigen, obwohl die schlechte Perfusion des Hüftkopfes kein generelles Alterungsproblem ist (Trueta 1968). Die von Manninger (1979) mit der intramedullären Ossovenographie dargestellte Abflussstörung der ableitenden Venen aus dem Femurkopf ist ein offenbar allen Durchblutungsstörungen gemeinsames Phänomen und nicht als pathognomonisch beweisend anzusehen (Ficat 1980; Hungerford 1980). Eine Knochennekrose durch Unterbrechung der venösen Drainage ist beim Menschen bisher nicht nachgewiesen (Viskelety u. Wouters 1969). Die Kompartmentsyndrom-Theorie von Ficat u. Hungerford (1980) beinhaltet die Kompromittierung der Knochenmikroperfusion im festen trabekulären Netzwerk durch einen erhöhten intramedullären Druck.

Die *Theorie der Fettembolie* von Jones (Jones 1985, 1993; Jones u. Sakovitch 1966), der Lipidablagerungen in den subchondralen Gefäßen des nekrotischen Femurkopfes dokumentiert hat, beinhaltet mehrere Herkunftsorte der Fettembolie:

- die Fettleber,
- eine Destabilisierung der Plasmalipoproteine und
- eine mechanische Zerstörung von Knochenmark, z. B. bei Frakturen.

Fettembolien und eine Thrombose der intraossären Sinusoide sind seiner Meinung nach auch posttraumatisch pathogenetisch bedeutsamer als die direkte Gefäßverletzung durch die Dislokation. Er postuliert eine Überladung der subchondralen Arteriolen und Sinusoiden mit fettembolischem Material, eine konsekutive Hyperkoagulabilität mit Stase und Endothelschäden durch freie Fettsäuren, die zur lokalen Nekrose führen. Fibrinolytische Gegenreaktionen können seiner Meinung nach eine Revaskularisierung über Lipasen ermöglichen (Jones 1993). Die von Wang et al. (1990) postulierte *Hypertrophie von Fettzellen* nach Kortikoidbehandlung von Kaninchen führt zu einer Erhöhung des intramedullären Druckes und einer Reduktion des Blutflussvolumens.

Larsson (1938) konnte den Zusammenhang zwischen ansteigendem Knochenmarkdruck und Knochennekrose beweisen. Serre u. Simon (1961) wandten erstmals die intraossäre Venographie am proximalen Femur an und stellten bei einer Hüftkopfnekrose einen erhöhten intramedullären Druck fest. Arlet u. Ficat (1968) beschrieben 42 Fälle von erhöhtem Knochenmarkdruck bei aseptischen Hüftkopfnekrosen im präradiologischen Stadium.

Hungerford (1980) konnte bei intraoperativen Druckmessungen bei aseptischen Hüftkopfnekrosen ebenfalls signifikant erhöhte Druckwerte feststellen. Es gelang ihm, die erhöhten Druckwerte in Relation zur Stadieneinteilung der Hüftkopfnekrose und zu histologischen Veränderungen zu setzen.

Frost (1965) und Trueta (1968) führten *rezidivierende Mikrofrakturen* in der belasteten Zone als Ursache für multiple mikrovaskuläre Läsionen an, die ihrerseits zu einer Ischämie und weiter zunehmender Fragilität der Knochenbälkchen führen soll. Jones (1993) weist darauf hin, dass bei Unterschreitung der kritischen Ischämie durch Fettembolien keine komplette Nekrose, sondern eine Osteoporose resultiert.

Die Frage bei diesen zuletzt angeführten Theorien ist einmal: Ist der erhöhte intramedulläre Druck Ursache oder Folge einer Durchblutungsstörung? Und zum Zweiten: Ist das vergrößerte Knochenmarksfettvolumen Ursache oder Folge der Perfusionsstörung?

Ficat (1980) postuliert eine gemeinsame Endstrecke bei allen Hüftkopfnekrosen über erhöhte Druckwerte (Fettembolie bei Alkoholikern und Fettleber, steroidinduzierte Hyperkoagulabilität, Stickstoffbläschenembolien bei der Taucherosteonekrose, steroidbedingte Vaskulitis, multiple Mikrofrakturen bei der Osteoporose) und konsekutiven Mikrozirkulationsstörungen. Er vermutet, dass sich der Knochen wie eine geschlossene Kammer verhält, wobei die Ischämie im Knochenmark ein Ödem und eine Fibrose hervorruft, welche den intraossären Druck anhebt. Intraossäre Druckerhöhungen sind auch bei Blutungen in das Knochenmark denkbar, welche Saito et al. (1987) in 15 von 16 Biopsien im Frühstadium von steroidinduzierten Femurkopfnekrosen nachweisen konnten. Die zusätzliche mechanische Belastung des ischämischen Knochens bedingt dann ein mechanisches Versagen mit möglichem Einbruch des Kopfes.

Ficat (1980) verweist auf Untersuchungen von Jacqueline u. Rutishauser (1971) und Jacqueline u. Rabinovitz (1973), die nach medialen Schenkelhalsfrakturen nachweisen konnten, dass das Gebiet der maximalen Veränderungen im Bereich der Nekrose nicht mit einer gefäßabhängigen Versorgung zusammenfällt. Sie konnten bei 62 Hüftköpfen, die wenige Tage bis mehrere Monate nach Fraktur untersucht wurden, nachweisen, dass die Knochenmarkveränderungen vor den knöchernen Veränderungen auftraten. Sie fanden keinen Hinweis für eine plötzliche und ausgeprägte Nekrose nach einer Fraktur, sondern eher eine langsame, sowohl in die Breite als auch in die Tiefe fortschreitende Entwicklung der Nekrose. Schließlich fanden sich die ausgedehntesten Nekrosen in der Belastungszone und zwar nur bei solchen Patienten, die wieder gelaufen waren.

Vegter u. Lubsen (1987) aus den Niederlanden machten eine interessante Beobachtung, die eine Erklärung für die oben beschriebenen Phänomene abgeben könnte: Im Kaninchenmodell erzeugten sie durch eine Hüftgelenktamponade mit Dextran einen intrartikulären Druck von 200 cm Wassersäule und eine komplette Ischämie des Hüftkopfes. Eine 6-stündige Ischämie führte zu einer Trabekel-, Knochenmark- und Gefäßnekrose. Eine nur 2-stündige komplette Ischämie des Hüftkopfes führte zwar ebenfalls zu einem Zelltod der Trabekelosteozyten, aber das knochenbildende Knochenmark war vital und bildete neuen appositionellen Knochen über die Trabekel, deren Osteozyten bereits abgestorben waren. Diese Beobachtung erklärt 2 Phänomene: einmal, dass es trotz anatomisch erhaltener, nur kurzfristig unterbrochener Perfusion des Femurkopfes zur Nekrose kommen kann, zum Zweiten, dass bei einer zeitlich begrenzten Ischämie auch eine rasche Revaskularisation mit Wiederaufbau der spongiösen Strukturen im Oberschenkelkopf möglich ist.

Durch den notwendigen appositionellen Wiederaufbau bei abgelaufener Osteozytennekrose tritt eine mechanische Schwäche des Knochens ein, die als Osteoporose erkennbar wird und eine Entlastung der Extremität erfordert, wenn es nicht zu einem Trabekeleinbuch und erneuten Perfusionsstörungen kommen soll.

Die Beobachtung von Jacqueline u. Rutishauser (1971), dass sich die Nekrosen nicht an die Versorgungsgebiete der arteriellen Gefäße orientieren und sich langsam und in die Tiefe und Breite entwickeln, könnte damit ebenfalls erklärt werden: Das Ausmaß und die Zeitdauer der Ischämie und damit die Reperfusion bei erhaltener Knochenmarkvitalität sind für das Ausmaß und die zeitliche Entwicklung der Nekrose maßgeblich. Letztendlich ist derselbe Mechanismus auch bei der Entstehung von Hüftkopfveränderungen bei entzündlichen, exsudativen Erkrankungen der Hüfte (Synovitis, Legg-Calvé-Perthes-Krankheit) durch eine intraossäre Druckerhöhung möglich, wie die Arbeitsgruppe um Wingstrand (Egund et al. 1986; Hasegawa et al. 1988; Rydholm et al. 1986; Wingstrand et al. 1985; Wingstrand et al. 1987) immer wieder postuliert hat. Die von Jones (1985, 1993) angeführte Fettembolie kann ebenfalls für eine derartige Perfusionsstörung verantwortlich gemacht werden, zumal in Verbindung mit einer Fraktur durch direkte Knochenmarkeinschwemmung mit konsekutiver Stase und Ischämie.

Klinische diagnostische Methoden haben nicht zu einer letztendlichen Klärung dieser Frage beigetragen. Die Knochenszintigraphie mit 99-m-Technetium ist bei idiopathischen Nekrosen nur spezifisch, wenn eine Zone verminderter Aufnahme im Zentrum einer Zone mit hoher Aufnahme liegt („cold spot") (Arlet 1992) . Die Ossovenographie oder intramedulläre Venographie zeigt immer eine Verlangsamung der intraossären Zirkulation, auch in früheren Stadien der Nekrose (Ficat 1980). Die supraselektive Angiographie (Atsumi u. Kuroki 1992; Hipp 1962, 1964, 1966; Langer et al. 1991; Langer u. Langer 1993; Müssbichler 1970) zeigt Durchblutungsstörungen selektiv mit Kompromittierung der lateralen Epiphysengefäße in unterschiedlichem Ausmaß auch im präradiologischen Stadium. Sie kann jedoch ebenso wie die intramedulläre Druckmessung, die Knochenblutgasanalyse und die Biopsie lediglich die Diagnose festigen, ätiologisch-pathogenetisch sind mit diesen Methoden jedoch keine Aussagen möglich.

Bisher hat die Magnetresonanztomographie zur Pathogenese ebenfalls keine eindeutigen Befunde erbracht, obwohl verminderte Signalintensitäten im anterior-superioren Teil des Femurkopfes in Verbindung mit Fettzellnekrosen frühzeitig beschrieben sind (Axel et al. 1983). Im T2-gewichteten Bild sind oft Doppelringbilder zu sehen, in welchen ein Band niedriger Intensität von einem Band erhöhter Signalintensität umgeben ist. Letzteres wird in Verbindung gebracht mit einer Zone der vaskulären Proliferation, die sich als wasserreich darstellt. Das Magnetresonanzbild ist damit geeignet, atraumatische aseptische Femurkopfnekrosen im präradiologischen Stadium zu erkennen, die genaue histopathologische Zuordnung der Läsionen ist jedoch bisher noch nicht gelungen (Speer et al. 1990).

4.2
Histopathologie der Femurkopfnekrose

Bioptische Präparate von aseptischen Nekrosen vor dem Segmentkollaps zeigen frühe Markläsionen wie Nekrosen der hämatopoetischen Zellen, Einblutungen, eosinophile Atrophie der Lipozyten und Konzentrationen von Lipophagen (Arlet et al. 1982; Jacqueline u. Rutishauser 1971). Es konnte weiterhin gezeigt werden, dass unter dem späteren Sequester derartige Zonen nachweisbar waren. Kenzora et al. (1978) behaupteten, dass Knochenmarkläsionen vor Osteozytenveränderungen auftreten, ebenso wie Rutishauser

u. Jacqueline (1960). Jacqueline u. Rutishauser (1971) beschrieben bereits Areale der Stasis, der Fibrose und Nekrose des Knochenmarks im unteren Hüftkopf- und oberen -Halsbereich bei Patienten mit atraumatischer Femurkopfnekrose. Auch japanische Autoren beobachteten intramedulläre Blutungen und wiederholte Episoden von Infarkten mit Zunahme des Fettgehaltes und fettiger Nekrose von Osteozyten (Inoue u. Ono 1979; Kawai et al. 1983; Saito et al. 1987; Wang et al. 1990).

Nach diesen neueren Untersuchungen scheint die Pathologie im Knochenmark zu beginnen, bevor sie auf die Osteozyten übergreift. Ist eine Sequestration eines Segmentes eingetreten, tritt sie als subchondrale Fraktur in der Gegend von nekrotischem Knochen auf. Der in der Regel dreieckige Sequester zeigt einen vollständigen Verlust der Osteozyten an den nekrotischen, in ihrer Architektur jedoch erhaltenen Trabekeln. Das Knochenmark wird zur Masse ohne erkennbare Zellkerne. Das nekrotische Gewebe des Sequesters bleibt normalerweise in Verbindung mit der konkaven Reparationszone, die eine fibrovaskuläre Proliferation und darunter einen aktiven Knochenab- und -aufbau zeigt (Jacqueline u. Rutishauser 1971).

Überträgt man diese pathogenetische Endstrecke der aseptischen Knochennekrose auf die Situation nach medialer Schenkelhalsfraktur, muss man davon ausgehen, dass durch intraossäre Abscherung der arteriellen Zirkulation oder aber durch intraartikuläre Druckerhöhung beim Hämarthros (siehe Ergebnisteil) durch längerfristige Kompression der intrakapsulären Gefäße, oder aber auch des Knochenmarkes selber eine Perfusionsstörung eintritt, die den gleichen Verlauf nimmt wie bei der atraumatischen Femurkopfnekrose. Durch die intravasale Koagulation (Jones 1993) tritt die Stase ein, ein leichter Abfluss über die Knochensinusoide ist nicht möglich.

Vegter u. Lubsen (1987) haben den zeitlichen Ablauf nach akuter Ischämie im Experiment an Kaninchen genau aufgezeigt: *Nach 1 Stunde Hüftgelenktamponade* ist der Knorpel unverändert, die Trabekelosteozyten sind lebendig und die Trabekel bedeckt mit einer Schicht inaktiver endostaler Zellen. Die intratrabekulären Räume waren mit hämatopoetischen und Fettzellen gefüllt.

Nach 2-stündiger kompletter Ischämie des Hüftkopfes durch Hüftgelenktamponade beobachteten sie unveränderten Knorpel, am Knochen mikroskopisch Zeichen von Zelluntergang und -regeneration, vor allem gelenknah. Vereinzelte Zonen zeigten leere Trabekellakunen als Zeichen einer fortgeschrittenen Nekrose der Trabekelosteozyten. An der Grenze zu vitalen Osteozyten war vitaler Reparationsknochen dabei, sich in lamellären Knochen zu entwickeln. Die Trabekel waren mit aktiven, zylindrischen Osteoblasten besetzt. Die Blut bildenden Zellen waren weitgehend verschwunden, das histologische Bild vollständig normal. Die Unversehrtheit der Perfusion und Fähigkeit zur Knochenbildung im Mark kann in vivo mit einer Fluoreszenzmarkierung überprüft werden. Werden Markierungen über einen definierten Zeitraum vorgenommen, kann man die Vitalität des Knochens dynamisch verfolgen (Milch 1963). Im hier angeführten Experiment waren alle fluorochrommarkierten Schichten (1. Tag bis 24. Tage nach der Ischämie beobachtet, alle 4 Tage markiert) bei 2-stündiger Ischämiezeit seitengleich vorhanden, d. h. das knochenbildende Knochenmark war vital und in der Lage, neuen appositionellen Knochen über die Trabekel zu bilden, deren Osteozyten bereits abgestorben waren.

Nach 4 Stunden Ischämie waren die Osteozyten in der gesamten Epiphyse untergegangen und das hämatopoetische Mark war nahezu verschwunden. Die erste Schicht der Fluoreszenzmarkierung, die 1 Tag nach der Ischämie vorgenommen wurde, war nicht mehr nachweisbar.

6 Stunden Ischämie führten zu einer Trabekel-Knochenmark- und Gefäßnekrose der Epiphyse. An der Grenzzone zur Metaphyse sah man einwachsendes Granulationsgewebe, das die Revaskularisation und den Beginn des Knochenneuaufbaus ankündigte. Keine der 6 Fluoreszenzschichten, die im Normalfall ohne gestörte Perfusion zu erkennen waren, war mehr nachzuweisen.

Im Gegensatz zur partiellen, inkompletten Nekrose nach 2 Stunden Ischämie, in welcher Reparatur und Remodeling sofort nach der Ischämie des Kopfes begannen, begann die Revaskularisation nach vollständiger Nekrose viel später nach der Ischämie.

In diesen Fällen muss durch den notwendigen appositionellen Wiederaufbau bei abgelaufener Osteozytennekrose eine mechanische Schwächung des Knochens eintreten, wie Sie auch von anderen Autoren nachgewiesen wurde (Jones 1993; Swiontkowski et al. 1993).

4.3
Übertragung der eigenen Ergebnisse auf die klinische Situation

4.3.1
3-Phasen-Skelettszintigraphie mit 99m-Tc, intraartikuläre Druckwerte

Die Revaskularisationsfront ist als Osteoporose erkennbar und wird vom Kliniker als Vitalitätszeichen geschätzt. In dieser Phase kann aber durch eine vorzeitige Belastung eine erneute Perfusionsstörung durch Trabekeleinbruch hervorgerufen werden (Jones 1993; Swiontkowski et al. 1993). Empirisch ist für die Entlastungsphase von den Klinikern immer 3 Monate angegeben worden. Nach dieser Zeit könnte auch ein vollständig avitaler Femurkopf wieder revitalisiert werden, wenn es nicht zuvor zu einer Trabekelkompression und einem Trabekeleinbruch gekommen ist.

Die Veränderungen im postoperativen Szintigramm (siehe Ergebnisteil) könnten diese Hypothese unterstützen. Bei manchen, schwerst dislozierten Frakturen ist postoperativ keinerlei Durchblutungsstörung im Vergleich zur gesunden Seite erkennbar, bei diesen Patienten muss man davon ausgehen, dass weder die lateralen Epiphysengefäße unterbrochen wurden, noch das Hämarthros oder eine Kontusion zu einer bleibenden Störung der Perfusion geführt hat. Bei anderen Patienten ist ein vollständiger Perfusionsausfall des Kopfes zu verzeichnen, der histologisch vermutlich einer vollständigen Femurkopfnekrose entspricht. Ein Teil dieser Patienten zeigt nach 3 Monaten eine vollständige, ein weiterer Teil eine nahezu vollständige Reperfusion. Diejenigen Patienten, die nach 3 Monaten keine Revaskularisationszeichen zeigen, entwickelten eine Totalnekrose des Kopfes. Als Pathomechanismus für den kompletten Perfusionsausfall muss eine Störung der metaphysären Gefäßareale in Verbindung mit den epiphysären Gefäßen angesehen werden (lang anhaltende Ischämie durch Hüftgelenktamponade) .

Die Patienten, die eine Revaskularisation zeigen, haben nach 6 Monaten eine vollständige Wiederherstellung der szintigraphischen Perfusion. Die Revaskularisation beginnt von metaphysär und erreicht zuletzt das antero-laterale Areal. Über das quantitative Ausmaß der Vaskularisation und die Qualität des revaskularisierten Knochens kann keine Aussage gemacht werden. So wäre es denkbar, dass vereinzelte kleinere Nekroseareale nicht manifest werden, die Durchblutung in diesen Bereichen reduziert bleibt (Koronargefäßerkrankung der Hüfte) und dass sich partielle Nekrosen unter Vollbelastung in diesen Fällen erst nach Jahren manifestieren, wie dies bei Langzeitbeobachtungen der Fall ist.

Diejenigen Patienten, die eine partielle Perfusionsstörung postoperativ aufzeigen, haben nach 3 Monaten jeweils eine volle Restitution der Perfusion. Der schlecht perfundierte Bereich liegt im Versorgungsgebiet der lateralen Epiphysengefäße antero-lateral (Langer et al. 1993). Pathogenetisch ist in diesen Fällen eine intraossäre Unterbrechung dieser Arterie oder eine Kontusion zu postulieren. Auch hier sind die Spätergebnisse abzuwarten. Möglich wäre auch hier eine Restitution von minderer Qualität, so dass Nekrosen unter Belastung nach Jahren auftreten können.

Eine ausbleibende Revaskularisation ist nur durch Unterbrechung der intrakapsulären Gefäßversorgung vor der Aufteilung in epi- und metaphysäre Arterien durch einen dislozierten Bruch und das Hämarthros erklärbar, welches in Abhängigkeit von Gefäßvariationen der A. circumflexa media die intraartikulären Äste der metaphysären Gefäße komprimiert und damit von metaphysär keine Revaskularisation erlaubt. Diese Situation ist einem Kompartment-Syndrom des Hüftgelenkes gleichzusetzen, das zu einer kompletten Ischämie des Femurkopfes führt. Umgekehrt kann bei den Patienten, die im Szintigramm keine Perfusionsstörung postoperativ nachweisen, davon ausgegangen werden, dass hier auf Dauer keine Nekrose zu erwarten sein wird.

Die 3-Phasen-Skelett-Szintigraphie ist sehr gut geeignet, die Folgen der Perfusionsstörung und deren Erholung zu beobachten. Die durch die Untersuchungsfolge hervorgerufene Strahlenbelastung übertrifft die natürliche nicht und ist vernachlässigbar (Moser u. Schober 1994).

4.3.2
Einfluss der mechanischen Stabilität auf die Revaskularisierung des Hüftkopfes

Nach den mechanischen Tests bei instabilen Situationen muss man davon ausgehen – vorausgesetzt es ist keine Trabekelnekrose eingetreten – dass auch eine Frühbelastung mit einer DHS und einer zusätzlichen Spongiosaschraube möglich ist. Es sei denn, es liegt aus anderen Gründen eine vorbestehende Osteoporose vor. Bei einer weniger steil verlaufenden Fraktur ist auch eine DHS allein in der Lage, eine Vollbelastung zu erlauben. Bei den steilverlaufenden, in dieser Arbeit mechanisch ausgetesteten Frakturen sollte jedoch auf eine zusätzliche Zuggurtung mit einer weiteren Schraube nicht verzichtet werden, zumal damit eine zusätzliche Rotationssicherung erreicht wird. Die Schraubenosteosynthese setzt eine Teilbelastung durch den Patienten auch bei erhaltener Kopfvitalität voraus, da sie eine Vollbelastung nicht toleriert. Ab 2000 N Belastung erlaubt sie große Frakturspaltbewegungen und die Schrauben können den engen Fragmentkontakt, der für die Revaskularisierung notwendig ist, nicht mehr gewährleisten. Gleiches gilt für die Winkelplatte, die zudem auch prinzipielle Nachteile wie Distraktionsmöglichkeit und fehlende Dynamik hat.

Im Falle einer eingetretenen Kopfnekrose auf zellulärer Ebene (Trabekelosteozyten) ist eine zeitlich verzögerte Revitalisierung möglich. Dieser Prozess muss durch eine stabile Osteosynthese mit guter Verankerung der Implantate in den mechanisch geschwächten Kopftrabekeln geschützt werden. Um eine ungestörte Revaskularisation zu ermöglichen, bedarf es einer möglichst hohen Stabilität am Frakturspalt, der nur auf Druck und axial belastet werden darf, ohne dass größere Aufdehnungen entstehen.

Auch diese Forderung ist in den vorliegenden Tests am besten durch eine DHS mit einer zusätzlichen Zugschraube zu verwirklichen. Dieses System verzeiht bei korrekter Platzierung und Reposition als einziges sicher eine unbeabsichtigte Vollbelastung und hat gute Sicherheitsreserven. Für Pauwels-I- und Pauwels-II-Typen kann die DHS den Revaskularisationsprozess ausreichend schützen, wie dies in den klinischen Studien auch nachgewiesen werden konnte (Bonnaire et al. 1993; Kuner et al. 1995; Schulze et al. 1988; Siebler u. Kuner 1986). Die beiden anderen getesteten Osteosyntheseverfahren bieten diese Sicherheit nur beim vollständig kooperativen Patienten, der eine durchgehende Teilbelastung garantieren kann.

Wenn die Revaskularisierung von metaphysär gelingen soll, ist eine mechanische Ruhe auf der gesamten Frakturfläche notwendig. Man kann sich vorstellen, dass eine allzu große Frakturspaltbewegung gerade am lateralen, kranialen Schenkelhals die Knochenneubildung im empfindlichen, stark belasteten antero-lateralen Kopfquadranten verhindert. Nach Perren (Perren 1979; Perren et al. 1975) nimmt der Biegebruchwinkel, d. h. jener Winkel der Fragmentknickung, bei dem das intrafragmentäre Gewebe zerrissen wird (z. B. intraossäre Gefäße) im Vergleich zu 50° bei 10 mm Fragmentabstand auf 0,04° bei 10 μm Abstand ab.

Das bedeutet umgekehrt, dass die wenigen, den Spalt überbrückenden Zellen bei kleinem Bruchspalt und kleinen Bruchbewegungen wesentlich stärker überdehnt werden als viele hintereinander geschaltete Zellen bei größerer Fragmentdiastase, worauf diese Heilungsstörungen zurückzuführen sind.

Dieser Mechanismus kommt als Erklärung dafür, warum der antero-laterale Quadrant des Femurkopfes so häufig von Nekrosen betroffen ist, ebenfalls in Frage. Am unteren Schenkelhals herrschen bei allen Osteosynthesen Druckkräfte, die ein Einsprossen von Gefäßverbänden in mechanischer Ruhe und eine Überbrückung der Frakturzone erlauben. Am oberen Schenkelhals ist in der Übergangszone Druck/Zugseite die Schwachstelle, wenn die Osteosynthese hier keine Kompression auf den Spalt ausüben kann.

Hier muss für eine Heilung absolute mechanische Ruhe herrschen. Das vorliegende Belastungsmodell hat die denkbar ungünstigste Situation simuliert. Die Fraktur ist steil verlaufend, die Belastung im Stehen liegt unter diesen Bedingungen bei 1000–1200 N. Die absolute Bruchspaltgröße liegt an der weitesten Stelle im Median bei allen 4 Osteosyntheseverfahren unter 0,5 mm. Entscheidend ist jedoch die Aufdehnung des Spaltes unter zyklischer Belastung, denn sie ist das Maß für die dauerhafte Stabilität und die Anpassung der Osteosynthese an die Belastung. Diese Werte liegen für die DHS mit Zusatzschraube und die DHS allein in einem hohen Konfidenzbereich unter 0,1 bzw. 0,3 mm. Spongiosaschrauben und Winkelplatten haben höhere 95. Perzentilenwerte mit 0,9 bzw. 1 mm und sind damit trotz niedriger Durchschnittswerte (0,2 bzw. 0,34 mm) weniger zuverlässig.

Das Modell der mechanischen Schwächung der Spongiosa durch eine Nekrose und konsekutiver Implantatlockerung könnte auch eine andere, immer noch kontrovers diskutierte Beobachtung erklären: Die bessere Heilungstendenz mit weniger Pseudarthrosen und vor allem Kopfnekrosen nach früher Reposition und stabiler Osteosynthese (Manninger et al. 1985, 1987). Obwohl dieser Zusammenhang von Autoren aus Nordamerika bestritten wird (Calandruccio u. Anderson 1980), wird diese Tatsache in

Europäischen Ländern mit einer anderen (besseren) Infrastruktur für die Frühversorgung dieser Patienten immer häufiger betont. Manninger et al. (1985) konnten diese Beobachtung in einer Sammelstudie statistisch hochsignifikant und eindrucksvoll untermauern ebenso wie Kuner et al. (1995) und Bonnaire et al. (1993): Wenn innerhalb des Zeitraumes operiert werden kann, in welchem eine vollständige Kopfnekrose noch nicht eingetreten ist, werden die Pathomechanismen – Hämarthros und Dislokation der Fragmente – unterbrochen, die Reparaturvorgänge beginnen sofort und eine mechanische Schwächung der Femukopftrabekel, die einen Implantatausbruch begünstigt, tritt nicht ein. Ist dagegen eine vollständige Perfusionsstörung längere Zeit wirksam (> 6 h), läuft der oben aufgeführter Zyklus mit allen Konsequenzen für die Stabilität und das Remodeling ab und ist bei auch metaphysärer Perfusionsstörung (Hämarthros) nicht mehr rückgängig zu machen. In diesen Fällen tritt ein früher, vollständiger Kopfkollaps ein.

Da der Operateur nie genau über den Vitalitätszustand des Femurkopfes informiert ist, kann nur die sicherste Methode zur Wiederherstellung der größtmöglichen Stabilität empfohlen werden. Dieses ist nach der mechanischen Austestung die DHS mit einer Zusatzschraube.

5 Schlussfolgerungen und Ausblick

Die mediale Schenkelhalsfraktur wird weiterhin eine Problemfraktur sein. Diese Tatsache ist in der Anatomie, Vaskularisation des Femurkopfes und der Biomechanik dieser Region begründet. Dass die katastrophalen Ergebnisse, die noch um die Jahrhundertwende erzielt wurden, zu verbessern waren, hat die Geschichte dieser Verletzung gezeigt. Immerhin sind die Heilungsraten von fast 0 auf mittlerweile 80% angestiegen.

Die aseptische Hüftkopfnekrose (HKN) wird letztendlich das Hauptproblem bleiben. Nach den vorliegenden Untersuchungen muss man davon ausgehen, dass nahezu jeder Hüftkopf, und damit jedes Hüftgelenk nach einer medialen Schenkelhalsfraktur unter günstigen Umständen nach operativer Behandlung gerettet werden kann.

Dafür müssen folgende Vorraussetzungen vorliegen:

- Die Operation muss innerhalb der ersten 6 Stunden nach der Fraktur erfolgen. Diese Vorraussetzung ist nicht immer zu erfüllen und damit verschlechtert sich die Prognose für das Heilungsergebnis wesentlich.
- Bei der Operation muss das Kapselhämatom zum frühestmöglichen Zeitpunkt suffizient entlastet werden. Auch hier spielt der Zeitfaktor eine wesentliche Rolle.
- Die Osteosynthese muss dynamisch sein und eine ausreichende Stabilität für die Revaskularisation des partiell avitalen Hüftkopfes bieten. Ob die letzte Bedingung immer erfüllt werden kann, hängt von verschiedenen Dingen ab:
  - Osteoporotischer Knochen bietet der Osteosynthese nicht den notwendigen Halt und kann zum Systemversagen führen, wenn das Implantat aus dem Femurkopf ausreißt oder langsam durchwandert.
  - Eine komplette Ischämie des Kopfes über mehr als 6 Stunden führt zu Trabekelnekrosen und damit zu einer mechanischen Schwächung der Kopfspongiosa, d. h. auch in diesen Fällen ist das Risiko eines Versagens der Osteosynthese erhöht.

Die konsequente Forderung muss nach einer Entlastung des Beines für diese Fälle lauten. Hier liegt das Hauptproblem bei den älteren Patienten, die nicht mehr gehen können, ohne voll zu belasten.

Bei einer weiteren Hochrisikogruppe, den Alkoholkranken, haben wir gleich mehrere Faktoren, die das Ergebnis negativ beeinflussen: die Sturzhäufigkeit, die Osteoporose, die Fettstoffwechselstörung und die fehlende Kooperation mit dem behandelnden Arzt.

Die beste Operationsmethode ist eine Kombination mit kaudalem, starkem Kraftträger und kranialer Zuggurtungsschraube im Schenkelhals. Bei ungestörter Durchblutung des Femurkopfes und normaler Knochenqualität scheint mir eine Vollbelastung nach der Operation mit z. B. einer DHS und einer zusätzlichen kranialen Schraube ohne Schaden möglich. Vorraussetzung ist weiterhin kein allzu großer Defekt im Schenkelhals und eine perfekte Reposition mit perfekter Implantatlage.

Bei jüngeren Patienten und drohender HKN ist ein Versuch der mechanischen Entlastung bei der guten Revaskularisationstendenz Erfolg versprechend, da der Trabekelumbau durch hohe Belastungsspitzen mit Mikrofrakturen an der Grenzzone zum avitalen Segment gestört wird. Bei einem Teil der Patienten scheint der Revaskularisationsprozess im Femurkopf überhaupt unvollständig zu bleiben, was die Teilnekrosen nach 4–6 Jahren erklären könnte. Dass der Prozess der „klinischen" Nekrosebildung belastungsabängig ist, scheint mir durch die Lokalisation der Teilnekrosen, immer in der Hauptbelastungszone, bewiesen. An dieser Stelle wird das Gleichgewicht Knochenan- und abbau auf die stärkste Probe gestellt. Diese Vermutung wird durch die Beobachtungen von Barnes et al. (1976) in einem großen Krankengut von 1108 Patienten gestützt. Hüftköpfe, die nach der Reposition in Hypervalgusstellung von mehr als 10° fixiert wurden, entwickelten regelmäßig Kopfnekrosen in der durch diese Position hervorgerufenen Überbelastungszone.

Aus diesem Grund ist eine anatomische Reposition oder allenfalls eine ganz geringe Valgusstellung von 5° günstiger für das Endergebnis. Das Implantat muss dadurch am Adam' schen Bogen mehr Kraft aufnehmen und stärker sein als z. B. die 130°-Winkelplatte.

Die postoperative, in Zukunft vielleicht auch die präoperative 3-Phasen-Knochenszinzigraphie wird vielleicht eine Routineuntersuchung bei dieser Fraktur, um den Belastungsaufbau zu steuern und die Prognose besser zu erfassen.

Die Sonographie ist indiziert bei den eingestauchten Frakturen, um das Hämarthros rechtzeitig (innerhalb der ersten 6 Stunden) und ausreichend zu entlasten und um eine sekundäre Vitalitätsstörung durch ein Kompartmentsyndrom zu verhindern. Damit sind die Langzeitergebnisse vermutlich zu verbessern. Auch bei diesen Patienten macht sich die Teilnekrose im anterolateralen Quadranten, der Hauptbelastungszone, bemerkbar. Zusätzlich kommt häufig als Risikofaktor eine stärkere Valgusstellung bei diesem Typ vor. In diesen Fällen ist für die Langzeitprognose die anatomische Reposition und Osteosynthese vielleicht günstiger.

Insgesamt muss man davon ausgehen, dass durch die verbesserten Kenntnisse der Pathophysiologie bei der Sofortoperation die Lebensaltersgrenze für eine sinnvolle gelenkerhaltende Operation weiter nach oben verschoben werden kann und dass weitaus mehr Osteosynthesen durch ein schnelles Handeln und eine korrekte Technik mit einem gutem Implantat Erfolg versprechend sind.

6 Zusammenfassung

Mittels der postoperativen 3-Phasen-Skelettszintigraphie konnten Vitalitätsstörungen des Femurkopfes und Revitalisierungsvorgänge nach Schenkelhalsfrakturen nachgewiesen werden. Die Störungen sind in ihrem Ausmaß im Wesentlichen abhängig von der Frakturdislokation. Aber auch bei nicht dislozierten Frakturen konnten partielle und komplette Perfusionsstörungen nachgewiesen werden. Liegen postoperativ nur partielle Ausfälle vor, so sind nach 3 Monaten immer vollständige Remissionen nachzuweisen. Wenn komplette Perfusionsausfälle in der Exsudations- und Umbauphase nachweisbar sind, bestehen 2 unterschiedliche Möglichkeiten: In 4 von 6 Fällen hat sich die Perfusionsstörung nach 3 Monaten auf partielle Defekte gebessert und ist nach 6 Monaten nicht mehr nachzuweisen. In 2 von 6 Fällen ist nach 3 Monaten keine Verbesserung zu erkennbar. Diese Fälle haben auch nach 6 Monaten noch eine komplette Perfusionsstörung. Klinisch und radiologisch liegt hier eine Hüftkopfnekrose vor.

Das Hämarthros des Hüftgelenkes führt auf Grund der intraoperativen Druckmessungen in 4/5 aller Fälle zu einer Kompression der intrakapsulär verlaufenden hüftkopfernährenden Gefäße. Es ist für sekundäre, nicht durch die Dislokation bedingte Perfusionsstörungen verantwortlich zu machen. Dieser Vorgang ist einem Kompartment-Syndrom des Hüftgelenkes gleichzusetzen. Hohe Druckwerte sind bei allen Frakturtypen, auch den nicht dislozierten zu erwarten. Die Druckwerte sind weitgehend unabhängig vom Alter. Sie sind am höchsten zwischen 7 und 24 h nach dem Trauma und abhängig von der Hüftgelenksstellung. Am höchsten sind sie in der Stellung, die für die Reposition der Fraktur notwendig ist, in der gleichzeitigen Innenrotation und Extension.

Das intrakapsuläre Hämatom ist in der Sonographie sicher erkennbar. Vorwölbungen der Kapsel sind mit erhöhten Druckwerten assoziiert, flüssigkeitsfreie Gelenke entwickeln keine erhöhten Druckwerte.

Die Knochenregion mit den höchsten Dichtewerten am proximalen Femur ist das Zentrum des Oberschenkelkopfes. Es gibt eine lineare Beziehung zwischen der Knochendichte und der Frakturlast mit der höchsten Korrelation für die Dichte im gesamten Femurkopf. Unter den getesteten Bedingungen bricht der Schenkelhals zwischen 4000 und 13000 N, am häufigsten zwischen 6000 und 9000 N.

Die beste Stabilisierung für Schenkelhalsfrakturen wurde mit der Dynamischen Hüftschraube (DHS) und einer zusätzlichen kranialen Zugschraube erzielt. Dies betrifft sowohl die Bewegungen des Bruchspaltes als auch das Versagen der Osteosynthese unter Maximallast. Eine DHS im Kopfzentrum ohne zusätzliche Zuggurtung ist der Schraubenosteosynthese mit 3 Spongiosaschraube und der Winkelplatte mit zusätzlicher Spongiosaschraube unter höheren Belastungen ebenfalls noch überlegen. Bei Belastungen bis 1000 N ist die Zugschraubenosteosynthese sehr gut geeignet, weil sie den Bruchspalt vergleichbar mit der DHS und zusätzlicher Zugschraube klein halten kann. Bei höherer Belastung versagt diese Osteosynthese. Von den 4 getesteten Verfahren schneidet die 130° Winkelplatte mit kranialer Zugschraube am schlechtesten ab, weil sie auch unter geringer Belastung große Bruchspaltbewegungen zulässt und für höhere Belastungen nicht geeignet ist.

Nach den Vermessungen des Bruchspaltes ist eine Revaskularisierungsstörung im kranialen Kopfquadranten durch Spaltbewegungen bei Osteosynthesen ohne interfragmentäre Kompression zu vermuten.

Die Ergebnisse haben konkrete Forderungen an die zukünftige Behandlung dieser Frakturen:

- Ein präoperatives Szintigramm kann in Zweifelsfällen die Entscheidung für oder gegen eine Osteosynthese erleichtern, darf den Osteosynthesezeitpunkt zeitlich jedoch nicht verzögern.
- Ein postoperatives Szintigramm ist hilfreich bezüglich der prognostischen Aussage und dem Belastungsaufbau.
- Ein intrakapsuläres Hämatom muss zum frühest möglichen Zeitpunkt sonographisch gesichert und entlastet werden.
- Auch eingestauchte Frakturen bedürfen einer sonographischen Kontrolle und einer Entlastung des Hämarthros.
- Die Operation muss zum frühestmöglichen Zeitpunkt erfolgen; der Hüftkopf sollte angebohrt werden.
- Eine Extensionsbehandlung ohne Entlastung des Hämarthros kann perfusionsschädigend sein.
- Die derzeit beste Methode für die Osteosynthese ist eine DHS mit einer kranialen Zugschraube.

7 Anhang

Tabelle A.1. Hämarthros

Name	Alter	Typ	Hergang	Intervall Unfall-Op.	Operationsart TEP, DHS, DHS+	Sonö	Druck Sp IR	Ex Fl
S H	51	PI	Ski	15:40	DHS	extra +	57	84
		GIII				intra +	110	26
T C	85	PI	häuslich	22 Tage	TEP	extra -	14	17
		GIII				intra -	22	5
H A	79	PII	häuslich	26 Tage	TEP	extra -	24	60
		GIII				intra +	95	15
F E	82	PIII	häuslich	44 h	TEP	extra -	38	48
		GIV				intra +	118	23
E R	66	PII	häuslich	24 h	TEP	extra -	47	82
		GIV				intra +	98	24
R M	84	PII	Ermü-dungs-fraktur	14 Tage	TEP	extra -	12	34
		GII				intra ?	52	6
L A	76	PI	häuslich	48 h	TEP	extra -	20	28
		GII				intra +	56	8
K M	65	PIII	Fahrrad	4 h	DHS+	extra +	50	76
		GIV				intra +	110	36
E M	53	PII	Stall-sturz	4 h	DHS+	extra +	39	101
		GIII				intra +	113	33
G N	64	PIII	Sturz	8 h	DHS+	extra -	58	38
		GIV				intra +	68	28
S U	38	PII	Fahrrad	14 h	DHS+	extra +	56 114	68
		GI				intra +		35
F I	86	PII	häuslich	18 h	TEP	extra +	0	0
		GIII				intra	0	0
L L	54	PIII	häuslich	10 h	DHS+	extra -	46	65
		GIII				intra +	86	18

Tabelle A.1. Hämarthros (Fortsetzung)

Name	Alter	Typ	Hergang	Intervall Unfall-Op.	Operationsart TEP, DHS, DHS+	Sono	Druck Sp IR	Ex Fl
K A	63	PII GIII	häuslich	42 h	TEP	extra - intra +	20 140	25 10
G S	89	PII GIV	häuslich	36 h	TEP	extra - intra +	52 98	68 23
G E	61	PIII GIV	häuslich pathol.	32 h	TEP	extra - intra -	2 10	6 0
B G	91	PI GI	häuslich sek. dis-loziert	4 Tage Kapsel-perf.	TEP	extra - intra -	0 0	0 0
B P	86	PII GII	häuslich	4 Tage	TEP	extra - intra -	0 0	0 0
L R	79	PIII GIV	häuslich	28 h	TEP	extra - intra -	77 128	66 50
S A	85	PII GII	häuslich	4 Tage	TEP	extra - intra +	17 116	26 12
K F	83	PIII GIV	häuslich	24 h Kapsel-perf.	TEP	extra - intra +	0 0	0 0
G A	82	PII GIV	häuslich	29 h	TEP		0 0	0 0
H A	75	PSA	häuslich	Monate	TEP	extra - intra -	0 0	0 0
K F	88	PII GII	häuslich	24 h	TEP	extra - intra +	12 26	8 8
B R	44	PIII GIV	SKI, DHS-Ausriß	14 Tage	TEP		0 0	0 0
M K	51	PIII GIV	Einkauf	4 h	DHS	extra - intra +	32 45	36 22
G E	85	PIII GIV	häuslich	48 h	TEP		0 0	0 0
M O	74	PIII GIV	Heim	19 h	TEP	extra - intra +	62 153	75 35
M H	53	PIII GIV	Gast-haus	4 h	DHS +		0 8	5 0
R F	92	PIII GIV	Heim	15 h	TEP	extra - intra +	3 16	8 0
Z Á	93	PIII GIV	sek. Dis-lokation	28 h	TEP	extra - intra +	55 134	65 34

Tabelle A.1. Hämarthros (Fortsetzung)

Name	Alter	Typ	Hergang	Intervall Unfall-Op.	Operationsart TEP, DHS, DHS+	Sono	Druck Sp IR	Ex Fl
S J	50	PIII	Fahrrad	5:30 h	DHS +	extra -	20	33
		GIV				intra +	45	16
K H	53	PII	Baustelle	4 h	DHS	extra -	55	30
		GIV				intra +	131	21
L L	74	PIII	Pathol. Fraktur	12 h	TEP	extra -	56	34
		GIV				intra +	122	25
D I	63	PIII	Kranken-haus	12 h	DHS	extra -	63	15
		GIV				intra +	125	15
W W	65	PII	Fußball-Schiri	3:30	DHS	extra -	6	8
		GII				intra +	12	6
K K	80	PI	Reha	30 h	TEP	extra -	22	16
		GI				intra +	26	8
M F	27	PI	Fahrrad	12 h	DHS +	extra -	65	82
		GI				intra +	153	55
K A	69	PII	Rollstuhl	7 Tage	DHS	extra -	88	122
		GII				intra +	163	66
S K	52	PII	Bad	8 h	DHS +	extra -	0	4
		GIII				intra ?	8	0
S A	75	PII	häuslich	14 Tage	TEP	extra -	54	68
		GIV				intra +	136	45
K H	85	PII	Urlaub	7 Tage	TEP	extra -	0	0
		GIV				intra -	0	0
F G	81	PIII	häuslich	24 h	TEP	extra -	87	100
		GIV				intra +	128	67
B H	83	PIII	häuslich	14 h	TEP	extra -	23	35
		GIV				intra +	65	12
H W	85	PII	häuslich	12 h	TEP		22	28
		GIV					44	25
M H	53	PIII	DHS-Ausriss	14 Tage	TEP		0	0
		GIV					0	0
M A M	73	PII	häuslich	12 h	TEP	extra -	22	27
		GIII				intra +	36	15
R M	65	keine	drohend pathol.		TEP	extra -	0	0
						intra -	0	0
S C	55	PIII	Schwimm-bad	30 h	DHS +	extra -	35	41
		GIV				intra +	76	22
S M	85	PIII	Heim	36 h	TEP	extra -	66	96
		GIV				intra +	165	57
H B	90	PIII	Heim	18 h	TEP	extra +	0	0
		GIV				intra -	0	0

Tabelle A.1. Hämarthros (Fortsetzung)

Name	Alter	Typ	Hergang	Intervall Unfall-Op.	Operationsart TEP, DHS, DHS+	Sono	Druck Sp IR	Ex Fl
M C W	81	PII	häuslich	31 h	TEP	Extra -	65	76
		GII				intra +	146	55
B M	73	PIII	Loretto	12 h	TEP	Extra -	64	25
		GIV	KH			intra +	124	15
N I	83	PIII	häuslich	65 h	DHS		41	55
		GII					68	25
H M	87	PIII	Heim	48 h	TEP	extra -	28	33
		GIV				intra +	45	25
K F	89	PII	häuslich	24 h	TEP	extra -	12	8
		GII				intra +	26	6
R R	51	PIII	Fahrrad	3:20 h	DHS	extra ?	0	4
		GIV				intra ?	6	0

Tabelle A.2. Materialdaten, Bruchwerte und Osteosynthesestabilität

Präp. Nr.	Alter	Dichte	Fr/N	LAm	E-Faktor	Methode	Instabil	Fges/ kN	Frm/N
404 re	80	116	7841	6	1307	DHS	3000/30	690	3223
404 li	80	123	7129	5,5	1298	3 SPS	2000/183	566	2956
406 re	73	162	11464	7,4	1549	DHS	3000/66	798	3899
406 li	Nicht auszuwerten								
434 re	81	152	11536	6,7	2408	DHS + S	3000/580	2340	4810
434 li	81	152	12958	5,4	1726	DHS	3000/350	1650	7804
439 re	31	165	4089	3,5	1158	DHS	2000/43	286	1511
439 li	31	150	7495	4,4	1699	3 SPS	2000/169	538	3007
441 re	71	157	6937	2,7	2588	3 SPS	3000/7	621	1204
441 li	71	173	7545	4,9	1552	DHS	2000/45	490	3375
444 re	64	136	7966	7,4	1072	DHS	3000/285	1455	3202
444 li	64	145	8123	7,8	1040	DHS + S	3000/410	1830	3574
452 re	83	133	7849	5,5	1422	DHS + S	3000/527	2181	3428
452 li	83	124	7364	5,9	1259	3 SPS	2000/46	292	2680
455 re	66	112	7857	4,7	1679	DHS	2000/47	294	4097

Tabelle A.2. Materialdaten, Bruchwerte und Osteosynthesestabilität (Fortsetzung)

Präp. Nr.	Alter	Dichte	Fr/N	LAm	E-Faktor	Methode	Instabil	Fges/ kN	Frm/N
455 li	66	115	6782	3,8	1803	3 SPS	2000/19	238	1880
456 re	77	151	9457	4	2358	130° + S	2000/40	280	450
456 li	77	148	9595	4,8	1994	DHS	3000/32	696	4041
457 re	41	242	18693	7,5	2499	130° + S	3000/30	690	3816
457 li	41	249	19072	5,8	3317	DHS + S	3000/ 319	1557	7923
458 re	54	115	11177	4,7	2388	130° + S	3000/30	690	4339
458 li	54	112	10682	3,6	3009	3 SPS	2000/ 179	558	3614
463 re	67	138	10525	5,8	1827	130° + S	3000/30	690	2850
463 li	67	142	10449	4,7	2209	3 SPS	2000/ 174	548	1533
467 re	61	130	9620	5,5	1749	130° + S	2000/ 200	600	3074
467 li	61	113	7875	5	1591	DHS + S	3000/ 290	1470	3595
477 re	78	159	8126	4,7	1728	DHS	3000/ 589	2367	4684
477 li	78	121	7546	6,1	1245	3 SPS	3000/18	654	3622
479 re	67	103	6694	7,0	952	130° + S	3000/22	666	2902
479 li	67	99	7547	4,3	1775	DHS	3000/12	636	2012
481 re	54	101	7937	5,6	1417	130° + S	1000/74	74	2046
481 li	54	107	8216	3,9	2101	DHS	3000/20	660	3021
501 re	70	309	8873	6,3	1412	DHS	3000/ 620	2460	3353
501 li	70	303	5149	4,7	1100	DHS + S	3000/ 100	900	3340
504 re	63	139	8488	7,1	1190	DHS	3000/41	652	4515
504 li	63	161	9180	6,8	1358	3 SPS	2000/10	220	2906
523 re	42	131	12931	6	2130	DHS	3000/ 763	2889	5536
523 li	42	142	13761	5,7	2414	DHS + S	3000/ 905	3315	4705
527 re	71	105	7880	3,9	2010	130° + S	2000/35	170	3613
527 li	71	108	7795	4,8	1638	DHS	2000/ 446	1092	3970

Tabelle A.2. Materialdaten, Bruchwerte und Osteosynthesestabilität (Fortsetzung)

Präp. Nr.	Alter	Dichte	Fr/N	LAm	E-Faktor	Methode	Instabil	Fges/kN	Frm/N
532 re	69	130	8741	6,1	1425	DHS	3000/146	892	4735
532 li	69	136	8872	6,5	1359	130° + S	1000/32	32	3555
533 re	62	138	11747	4,3	2713	DHS + S	3000/622	2466	6789
533 li	62	144	11294	5,4	2103	DHS	2000/400	1000	2442
543 re	63	123	9219	3,8	2405	130° + S	2000/122	444	2979
543 li	63	114	10899	4,7	2309	3 SPS	3000/8	624	2771

Die Dichte ist in mg/ml Hydroxylapatit angegeben. Die Maximallast bei Fraktur (Fr/N) ist in Newton (N), die Längenänderung bei Maximallast mit LAm in mm angegeben. Instabil kennzeichnet die Last (1. Zahl), bei welcher eine Bruchspaltzunahme von 1,00 mm während der zyklischen Belastung bei n Zyklen (2. Zahl) eingetreten ist. E-Faktor ist ein Maß für die Elastizität des Knochens und errechnet sich als Quotient aus der Maximallast und der maximalen Längenänderung bei Frakturentstehung. Fges/kN errechnet sich aus der Gesamtlast nach Belastung bei Instabilität in kN. Frm/N ist die Maximalkraft in N, die nach Eintreten der oben definierten Instabilität vom System: Knochen/Implantat bei einmaliger Belastung noch aufgebaut werden konnte

Tabelle A.3. Messdaten und Mittelwerte für Osteosynthesen mit der DHS

Präp. Nr.	Alter	Dichte	Fr/N	LAm	E-Faktor	Instabil	Fges/kN	Frm/N
404 re	80	116	7841	6	1307	3000/30	690	3223
406 re	73	162	11464	7,4	1549	3000/66	798	3899
434 re	81	152	12958	5,38	2408	3000/350	1650	4810
439 re	31	165	4089	3,53	1158	2000/43	286	1511
441 li	71	173	7545	4,86	1552	2000/45	490	3375
444 re	64	136	7966	7,43	1072	3000/285	1455	3202
455 re	66	112	7857	4,68	1679	2000/47	294	4097
456 li	77	148	9595	4,81	1994	3000/32	696	4041
477 re	78	159	8126	4,7	1728	3000/589	2367	4684
479 li	67	99	7547	4,25	1775	3000/12	636	2012
481 li	54	107	8216	3,91	2101	3000/20	660	3021
501 re	70	309	8873	6,28	1412	3000/620	2460	3353
504 re	63	139	8488	7,13	1190	3000/41	652	4515
523 re	42	131	12931	6,01	2130	3000/763	2889	5536
527 li	71	108	7795	4,76	1638	2000/446	1092	3970
532 re	69	130	8741	6,13	1425	3000/146	892	4735
533 li	62	144	11294	5,37	2103	2000/400	1000	2442
	66	146	8901	5,45	1660		1119	3672

Legende: siehe Tabelle A.2

Tabelle A.4. Messdaten und Mittelwerte für Osteosynthesen mit der DHS und zusätzlicher Zugschraube

Präp. Nr.	Alter	Dichte	Fr/N	LAm	E-Faktor	Instabil	Fges/kN	Frm/N
434 li	81	152	11536	6,68	1726	3000/580	2340	7804
444 li	64	145	8123	7,81	1040	3000/410	1830	3574
452 re	83	133	7849	5,52	1422	3000/527	2181	3428
457 li	41	249	19072	5,75	3317	3000/319	1557	7923
467 li	61	113	7875	4,95	1591	3000/290	1470	3595
501 li	70	303	5149	4,68	1100	3000/100	900	3340
523 li	42	142	13761	5,7	2414	3000/905	3315	501 li
533 re	62	138	11747	4,33	2713	3000/622	2466	6789
	63	172	10639	5,67	1915		2008	5145

Legende: siehe Tabelle A.2

Tabelle A.5. Messdaten und Mittelwerte für Osteosynthesen mit der 130°Winkelplatte und zusätzlicher Zugschraube

Präp. Nr.	Alter	Dichte	Fr/N	LAm	E-Faktor	Instabil	Fges/kN	Frm/N
456 re	77	151	9457	4,01	2358	2000/40	280	450
457 re	41	242	18693	7,48	2499	3000/30	690	3816
458 re	54	115	11177	4,68	2388	3000/30	690	4339
463 re	67	138	10525	5,76	1827	3000/30	690	2850
467 re	61	130	9620	5,5	1749	2000/200	600	3074
479 re	67	103	6694	7,03	952	3000/22	666	2902
481 re	54	101	7937	5,6	1417	1000/74	74	2046
527 re	71	105	7880	3,92	2010	2000/35	170	3613
532 li	69	136	8872	6,53	1359	1000/32	32	3555
543 re	63	123	9219	3,83	2405	2000/122	444	2979
	62	134	9907	5,43	1896		434	3260

Legende: siehe Tabelle A.2

Tabelle A.6. Messdaten und Mittelwerte für Osteosynthesen mit 3 großen Spongiosaschrauben

Präp. Nr.	Alter	Dichte	Fr/N	LAm	E-Faktor	Instabil	Fges/kN	Frm/N
404 li	80	123	7129	5,49	1298	2000/183	566	2956
439 li	31	150	7495	4,41	1699	2000/169	538	3007
441 re	71	157	6937	2,68	2588	3000/7	621	1204
452 li	83	124	7364	5,85	1259	2000/46	292	2680
455 li	66	115	6782	3,76	1803	2000/19	238	1880
458 li	54	112	10682	3,55	3009	2000/179	558	3614
463 li	67	142	10449	4,73	2209	2000/174	548	1533
477 li	78	121	7546	6,06	1245	3000/18	654	3622
504 li	63	161	9180	6,76	1358	2000/10	220	2906
543 li	63	114	10899	4,72	2309	3000/8	624	2771
	66	132	8044	4,82	1878		486	2617

Legende: siehe Tabelle A.2

Tabelle A.7. Stabilitätsmessungen am dynamischen Modell. Absolutwerte und Bruchspaltzunahme bei 1 (Lz1) 2 (Lz2) und 3 (Lz3) kN Belastung

Präp. Nr.	Lm11	Lm12	Lz1	Lm21	Lm22	Lz2	Lm31	Lm32	Lz3	Me-thode	Fges/kN
404 re	0,49	0,61	0,12	2,70	2,94	0,24	4,77	5,77	1,00	DHS	690
404 li	0,07	0,09	0,02	0,52	1,52	1,00				3 SPS	566
406 re	0,53	0,53	0,0	0,91	1,01	0,20	3,81	4,81	1,00	DHS	798
406 li	Nicht auswertbar										
434 re	0,35	0,36	0,10	0,87	1,05	0,18	1,48	1,70	0,22	DHS + S	2340
434 li	0,25	0,26	0,10	0,70	0,77	0,07	1,28	1,55	0,27	DHS	1650
439 re	1,34	1,38	0,04	1,75	2,75	1,00				DHS	286
439 li	0,30	0,44	0,14	0,91	1,91	1,00				3 SPS	600
441 re	0,11	0,11	0,0	0,40	·0,65	0,25	2,03	3,03	1,00	3 SPS	609
441 li	0,61	0,67	0,06	1,85	2,85	1,00				DHS	490
444 re	0,49	0,61	0,15	2,70	2,95	0,20	4,78	5,65	0,87	DHS	1455
444 li	0,36	0,45	0,09	2,38	2,51	0,13	4,02	4,67	0,65	DHS + S	1830
452 re	0,24	0,25	0,01	0,72	0,81	0,09	1,54	1,83	0,29	DHS + S	2181
452 li	0,30	0,34	0,04	1,24	2,24	1,00				3 SPS	292
455 re	0,20	0,61	0,21	1,51	2,51	1,00				DHS	294
455 li	0,46	0,87	0,41	2,16	3,16	1,00				3 SPS	238
456 re	0,29	0,37	0,08	0,48	1,48	1,00				130° + S	280
456 li	0,27	0,35	0,08	0,67	0,74	0,07	1,41	2,41	1,00	DHS	696
457 re	0,25	0,40	0,15	0,44	1,23	0,79	2,12	3,12	1,00	130° + S	690
457 li	0,21	0,25	0,04	0,31	0,45	0,14	1,32	1,81	0,49	DHS + S	1557
458 re	0,27	0,44	0,17	0,49	1,35	0,86	1,41	2,41	1,00	130° + S	690
458 li	0,07	0,08	0,01	0,51	1,51	1,00				3 SPS	558
463 re	0,17	0,33	0,16	0,38	0,54	0,16	0,56	1,56	1,00	130° + S	690
463 li	0,14	0,15	0,01	0,63	1,63	1,00				3 SPS	548
467 re	0,49	0,59	0,10	0,94	1,01	0,07	10,0			130° + S	603

Tabelle A.7. Stabilitätsmessungen am dynamischen Modell. Absolutwerte und Bruchspaltzunahme bei 1 (Lz1) 2 (Lz2) und 3 (Lz3) kN Belastung

Präp. Nr.	Lm11	Lm12	Lz1	Lm21	Lm22	Lz2	Lm31	Lm32	Lz3	Methode	Fges/kN
467 li	0,82	0,91	0,09	1,34	1,65	0,35	2,13	2,94	0,81	DHS + S	1470
477 re	0,24	0,26	0,02	1,52	1,66	0,14	2,41	2,60	0,19	DHS	2367
477 li	0,10	0,13	0,03	0,29	0,36	0,07	1,10	2,10	1,00	3 SPS	648
479 re	0,32	0,33	0,10	0,62	0,91	0,29	1,52	2,52	1,00	DHS	666
479 li	0,43	0,52	0,09	1,06	1,73	0,67	2,95	3,95	1,00	130° + S	636
481 re	1,75	2,75	1,00							130° + S	74
481 li	0,13	0,15	0,20	0,14	0,18	0,04	0,21	1,21	1,00	DHS	640
501 re	0,26	0,38	0,12	1,14	1,30	0,16	1,71	1,90	0,19	DHS	2460
501 li	0,16	0,18	0,02	0,25	0,38	0,13	1,60	2,60	1,00	DHS + S	900
504 re	0,76	0,83	0,07	2,25	2,30	0,05	3,52	4,52	1,00	DHS	652
504 li	1,05	1,57	0,52	2,00	3,00	1,00				3 SPS	220
523 re	0,35	0,36	0,01	0,91	0,96	0,05	1,11	1,20	0,09	DHS	2889
523 li	0,37	0,40	0,03	0,63	0,71	0,08	0,90	0,95	0,05	DHS + S	3315
527 re	3,25	3,86	0,61	3,81	4,81	1,00				130° + S	170
527 li	1,46	1,54	0,08	2,61	3,38	0,77	+2X	+46		DHS	1092
532 re	0,34	0,38	0,04	1,36	1,58	0,22	2,19	3,19	1,00	DHS	892
532 li	2,20	3,20	1,00							130° + S	32
533 re	0,21	0,25	0,04	0,69	0,75	0,06	1,13	1,35	0,22	DHS + S	2466
533 li	1,69	1,92	0,23	2,68	3,68	1,00	+2X			DHS	1000
543 re	0,37	0,39	0,02	1,05	2,05	1,00				130° + S	444
543 li	0,52	1,39	0,87	0,52	1,39	1,67	2,67	1,00		3 SPS	624

Lm11 bezeichnet die Bruchspaltgröße nach dem 5., Lm12 nach dem 200. Belastungszyklus und Lz1 die Differenz der Werte und damit die Bruchspaltzunahme nach 200 Belastungszyklen bei 1 kN in mm. Entsprechend kennzeichnen Lm21, Lm22, Lz2, Lm31, Lm32 und Lz3 die Werte bei 2 bzw. 3 kN. Fges ist hier definiert als die Summe aller Belastungen bis zum Eintreten der Bruchspaltzunahme von 1,00 mm. + 2X bedeutet, daß der letzte Versuch 2X durchgeführt wurde

Tabelle A.8. Bruchspaltverhalten nach Osteosynthesen mit der DHS

Präp. Nr.	Lm11	Lm12	Lz1	Lm21	Lm22	Lz2	Lm31	Lm32	Lz3	Fges/ kN
404 re	0,49	0,61	0,12	2,70	2,94	0,24	4,77	5,77	1,00	690
406 re	0,53	0,53	0,0	0,91	1,01	0,20	3,81	4,81	1,00	798
434 li	0,25	0,26	0,10	0,70	0,77	0,07	1,28	1,55	0,27	1650
439 re	1,34	1,38	0,04	1,75	2,75	1,00				286
441 li	0,61	0,67	0,06	1,85	2,85	1,00				490
444 re	0,49	0,61	0,15	2,70	2,95	0,20	4,78	5,65	0,87	1455
455 re	0,20	0,61	0,21	1,51	2,51	1,00				294
456 li	0,27	0,35	0,08	0,67	0,74	0,07	1,41	2,41	1,00	696
477 re	0,24	0,26	0,02	1,52	1,66	0,14	2,41	2,60	0,19	2367
479 re	0,32	0,33	0,10	0,62	0,91	0,29	1,52	2,52	1,00	666
481 li	0,13	0,15	0,20	0,14	0,18	0,04	0,21	1,21	1,00	640
501 re	0,26	0,38	0,12	1,14	1,30	0,16	1,71	1,90	0,19	2460
504 re	0,76	0,83	0,07	2,25	2,30	0,05	3,52	4,52	1,00	652
523 re	0,35	0,36	0,01	0,91	0,96	0,05	1,11	1,20	0,09	2890
527 li	1,46	1,54	0,08	2,61	3,38	0,77	+2X	+46		1092
532 re	0,34	0,38	0,04	1,36	1,58	0,22	2,19	3,19	1,00	892
533 li	1,69	1,92	0,23	2,68	3,68	1,00	+2X			1000
	0,57	**0,66**	**0,09**	**1,66**	**1,91**	**0,25**	**2,39**	**3,11**	**0,72**	**1117**

Legende: siehe Tabelle A.7

Tabelle A.9. Bruchspaltverhalten nach Osteosynthesen mit der DHS und zusätzlicher Spongiosazugschraube

Präp. Nr.	Lm11	Lm12	Lz1	Lm21	Lm22	Lz2	Lm31	Lm32	Lz3	Fges/ kN
434 re	0,35	0,36	0,10	0,87	1,05	0,18	1,48	1,70	0,22	2340
444 li	0,36	0,45	0,09	2,38	2,51	0,13	4,02	4,67	0,65	1830
452 re	0,24	0,25	0,01	0,72	0,81	0,09	1,54	1,83	0,29	2181
457 li	0,21	0,25	0,04	0,31	0,45	0,14	1,32	1,81	0,49	1557
467 li	0,82	0,91	0,09	1,34	1,65	0,35	2,13	2,94	0,81	1470
501 li	0,16	0,18	0,02	0,25	0,38	0,13	1,60	2,60	1,00	900
523 li	0,37	0,40	0,03	0,63	0,71	0,08	0,90	0,95	0,05	3315
533 re	0,21	0,25	0,04	0,69	0,75	0,06	1,13	1,35	0,22	2467
	0,34	**0,38**	**0,04**	**0,90**	**1,04**	**0,14**	**1,79**	**2,23**	**0,44**	**1906**

Legende: siehe Tabelle A.7

Tabelle A.10. Bruchspaltverhalten nach Osteosynthesen mit der 130°-Winkelplatte und zusätzlicher Spongiosaschraube

Präp. Nr.	Lm11	Lm12	Lz1	Lm21	Lm22	Lz2	Lm31	Lm32	Lz3	Fges/ kN
156 re	0,29	0,37	0,08	0,48	1,48	1,00				280
157 re	0,25	0,40	0,15	0,44	1,23	0,79	2,12	3,12	1,00	690
158 re	0,27	0,44	0,17	0,49	1,35	0,86	1,41	2,41	1,00	690
163 re	0,17	0,33	0,16	0,38	0,54	0,16	0,56	1,56	1,00	690
167 re	0,49	0,59	0,10	0,94	1,01	0,07	10,0	11,0	1,00	603
179 li	0,43	0,52	0,09	1,06	1,73	0,67	2,95	3,95	1,00	636
181 re	1,75	2,75	1,00							74
527 re	3,25	3,86	0,61	3,81	4,81	1,00				170
532 li	2,20	3,20	1,00							32
543 re	0,37	0,39	0,02	1,05	2,05	1,00				444
	0,95	**1,29**	**0,34**	**1,08**	**1,78**	**0,69**	**3,41**	**4,41**	**1,00**	**433**

Legende: siehe Tabelle A.7

Tabelle A.11. Bruchspaltverhalten nach Osteosynthesen mit 3 großen Spongiosaschrauben

Präp. Nr.	Lm11	Lm12	Lz1	Lm21	Lm22	Lz2	Lm31	Lm32	Lz3	Fges/ kN
104 li	0,07	0,09	0,02	0,52	1,52	1,00				566
139 li	0,30	0,44	0,14	0,91	1,91	1,00				600
141 re	0,11	0,11	0,0	0,40	0,65	0,25	2,03	3,03	1,00	609
152 li	0,30	0,34	0,04	1,24	2,24	1,00				292
155 li	0,46	0,87	0,41	2,16	3,16	1,00				238
158 li	0,07	0,08	0,01	0,51	1,51	1,00				558
163 li	0,14	0,15	0,01	0,63	1,63	1,00				548
177 li	0,10	0,13	0,03	0,29	0,36	0,07	1,10	2,10	1,00	648
504 li	1,05	1,57	0,52	2,00	3,00	1,00				220
543 li	0,52	1,39	0,87	0,52	1,39	0,87	1,67	2,67	1,00	624
	0,36	**0,52**	**0,21**	**0,92**	**1,74**	**0,82**	**1,6**	**2,6**	**1,00**	**490**

Legende: siehe Tabelle A.7

8 Literatur

Adler CP (1983) Knochenkrankheiten. Georg Thieme, Stuttgart

Alho A, Hurby T, Hoeiseth A (1988) Bone mineral content and mechanical strength. Clin Orthop 227: 292–297

Arlet J (1971) Pertrochanteric phlebography in primary necrosis of the femoral head in the initial stage. In: Zinn WM (ed) Idiopathic ischemic necrosis of the femoral head in adults. Thieme, Stuttgart, S 152

Arlet J (1992) Nontraumatic avascular necrosis of the femoral head. Clin Orthop Rel Res 277: 12–21

Arlet J, Mazieres B, Netry C (1982) Osteonecrosis of the femoral head and pregnancy. Clin Rheumatol 1: 95

Atsumi T, Kuroki Y (1992) Role of impairment of blood supply of the femoral head in the pathogenesis of idiopathic osteonecrosis. Clin Orthop Rel Res 277: 22–30

Axel L, Thickman D, Kressel HY, Weingard DT, Steinberg ME, Chen H H, Edelstein W (1983) Magnetic resonance imaging of avascular necrosis. Magn Res Med 1: 93

Banks H (1962) Healing of the femoral neck fracture. In: Proc. of the conference on aseptic necrosis of the femoral head. 465 National Institute of Health, St. Louis

Barnes R, Brown T, Garden RS, Nicoll EA (1976) Subcapital fractures of the femur. J Bone Joint Surg 1958 B: 20–24

Beck TJ, Ruff CB, Warden KE, Scott WW, Rao GU (1990) Predicting femoral neck strength from bone mineral data. Inv Rad 25: 6–18

Bergmann G, Rohlmann A, Graichen F (1989) In vivo Messung der Hüftgelenksbelastung. 1. Teil: Krankengymnastik. Z Orthop 127: 672–679

Berwarth H, Schlickewei W (1993) Die mediale eingestauchte Schenkelhalsfraktur des älteren Menschen: Ist die konservativ-frühfunktionelle Behandlung noch vertretbar? Hefte zu der Unfallchirurg 228: 91–101

Black D, Vogt T M (1995) Risk factors for hip fractur in white women. New England J Med 332 (12): 767–773

Böhler J (1981) Hip fracture in children. Clin Ortop 101: 339

Böhler L (1938) Die Technik der Knochenbruchbehandlung, 6. Aufl. Verlag Wilhelm Maudrich, Wien

Bohlman H R (1952) Replacement reconstruction of the hip. Am J Surg 84: 268–278

Bonnaire F, Kuner EH, Steinemann S (1991) Experimentelle Untersuchungen zum Stabilitätsverhalten am coxalen Femurende nach Montage und Entfernung von DHS-Implantaten am nicht frakturierten Leichenfemur. Unfallchirurg 94: 366– 371

Bonnaire F, Muller B, Kohlberger E (1993) Kopferhaltende Operationsmethoden bei der Schenkelhalsfraktur des Erwachsenen. Hefte zu der Unfallchirurg 228: 44–75

Bonnaire F, Kuner EH, Lorz W (1995) Schenkelhalsfrakturen beim Erwachsenen: Gelenkerhaltende Operationen. Die Bedeutung des Operationszeitpunkts und des Implantats für die Genese der aseptischen Hüftkopfnekrose. Unfallchirurg 98: 259–264

Boyd HB, Zilversmit DW, Calandruccio, RA (1955) The use of radio-active phosphors (P 32) to determine the viability of the head of the femur. J.Bone Joint Surg. 37 A: 260–269

Broeng L, Bergholdt Jansen L, Sperling K, Kanstrup IL (1994) Prospective Tc-szintimetry in femoral neck fracture. A prospective study in 46 cases. Acta Orth Scand 65 (2): 171–174

Burstein HA, Wright TM (1994) Fundamentals of orthopaedic biomechanics.Williams and Wilkins Baltimore

Calandruccio RA, Anderson W (1980) Post-fracture avascular necrosis of the femoral head.Clin Orthop Rel Res 152: 49–84

Carter DR (1984) Mechanical loading histories and cortical bone remodeling. Calcif. Tissue Int (suppl) 36: 19–24

Catto M (1965) A histological study of avascular necrosis of the femoral head after transcervical fracture. J Bone Joint Surg (Br) 47-B: 749–767

Catto M (1977) Ischemia of Bone. J Clin Pathol 30 (suppl) 11: 78–93

Chandler F A (1948) Coronary desease of the hip. J Intern Coll Surg, Vol 11

Charnley J (1967) Total prosthetic replacement of the hip. Physiotherapy 53: 407–409

Claffey TJ (1960) Avascular necrosis of the femoral head. J Bone Joint Surg 42B: 802

Clark DI, Crofts CE, Saleh M (1990) Femoral neck fracture fixation. J Bone Joint Surg (BR) 72B: 797–800

Codevilla A (1904) Zur Behandlung der Coxa vara. Z Orthop Chir 91–98

Cooper A (1822) Dislocations and fractures, 1. ed. John Churchill London

Cordey J, Schneider M, Belendez C, Ziegler WJ, Rahn BA, Perren SM (1992) Effect of bone size, not density, on the stiffness of the proximal part of normal and osteoporotic human femora. JB Min Res 7 (suppl 2): 437–444

Crawford EJP, Emmery, RJH, Hansell DM, Phelan M, Andrews BG (1988) Capsular distension and intracapsular pressure in subcapital fractures of the femur. J Bone Joint Surg (Br) 70B: 195–198

Cummings SR, Black DM, Nevitt MC (1993) Bone density at various sites for prediction of hip fractures. Lancet 341: 72–75

Cummings SR, Nevitt MC, Browner WS, Stone K, Fox KM, Ensrud KE, Cauley J, Black D, Vogt TM (1995) Risk factors for hip fractures in white women. New England J Med 332: 767–773

Davis GG (1900) An operation for nonunited fractures of the neck of the femur. Univ Med Mag (Phil) 13: 507

Davis GG (1908/1909) The operative treatment of intracapsular fracture of the neck of the femur. Am J Orthop Surg 6: 484–483

Delbet P (1919) Résultats éloignés d'un visage pour fracture transcervicale du femur. Bull Soc Chir Paris 45: 305

Dong QR, Wang JX, Dong TH (1994) Early diagnosis by sintigraphy of segmental collapse of the femur head following femoral neck fracture. J Radiol 75 (8–9): 423–425

Drake JK, Meyers MH (1984) Intracapsular pressure and haemarthros following femoral fracture. Clin Orthop 182: 172–176

Egund N, Wingstrand H, Forsberg L, Petterson H, Sunden G (1986) Computed tomography and ultrasonography for diagnosis of hip joint effusion in children. Acta Orthop Scand 57 (3): 211–215

Ehalt W von (1967) Eröffnunggsansprache. Hefte Unfallheilkd 97: 1–2

Eitel F (1994) Revaskularisierung langer Röhrenknochen nach Fraktur und Osteosynthese. In: Kuner (Hrsg) Kompendium zum Freiburger AO-Kurs, 2. Aufl. Thieme, Stuttgart

Elmerson S, Anderson GP, Pope MH, Zetterberg C (1987) Stability of fixation in femoral neck fractures: Comparison of 4 fixation devices in vivo and in cadavers. Acta Orthop.Scand. 58: 109–112

Ender J (1952) Die Behandlung der intracapsulären Schenkelhalsbrüche und ihre Folgen. Chirurg 23: 230

Engel J (1851) Über die Gesetze der Knochenentwicklung. S.-B. Wiener Akad Wiss 7

Engesaeter NB, Asserson O, Molzter A (1984) Stability of femoral neck osteotomies, fixed by von Bar-Screws or by compression hip screw. Eur Search S 16 Suppl 2: 37–40

Eschberger J, Eschberger D (1987) Histologie des frischen Schenkelhalsbruches. In: Beck E, Kuderna H, Schwarz N (Hrsg) Frühjahrstagung der Österr. Gesellschaft für Unfallchirurgie, Sobrunn 1987, Hefte zur Unfallchirurgie, Plast. u. Wiederherstellungschirurgie. Verlag Karl Sasse KG, Rotenburg/Wümme

Falch JA, Ilebekk A, Slungaard U (1985) Epidemiologie of hip fractures in Norway. Acta Orthop Scand 56:12

Felsenberg D, Grampp S, Fuhrmann G, Gross U (1990) Prädiktives Frakturrisiko-radiologisch bestimmbar? Zbl Radiol 171: 377

Ficat P (1980) Vasculäre Besonderheiten der Osteonekrose. Orthopäde 9: 238–244

Ficat P, Arlet J (1971) Résultats thérapeutiques du forage biopsie dans les osteonécroses femoro-capitales primitives. Rev Rum 38: 269

Fogelmann I (1982) Diphosphonate bone scanning agents-current concepts. Eur J Nucl Med 7: 859–856

Forgon M, Boros D, Horvath A (1974) Experimentelle Untersuchungen über den Revaskularisationsprozeß des kreislaufgeschädigten Schenkelkopfes nach Schenkelhalsfraktur. Arch Orthop Unfallchir 70: 269–279

Francis MD, Fogelmann I (1987) 99 m TcDiphosphonate Uptake Mechanisme on Bone. In: Fogelmann I (Ed) Bone scanning in clinical practice. Springer, Berlin Heidelberg New York Tokyo

Frangenheim P (1906) Studien über Schenkelhalsfrakturen und die Vorgänge bei ihre Heilung. Dtsch Zeitschr Chir 83: 401–455

Frankel V H, Burstein, A H (1970) Orthopedic Biomechanics. The application of engeneering in the muskuloskeletal system. Lea and Febiger, Philadelphia

Frankel VH (1960) Mechanical factors for internal fixation of the femural neck. Act Orthop Scand 29: 21–42

Frost HM (1965) The etiodynamics of aseptic necrosis of the femoral head. N I H Bethesda, Maryland, 393

Fueger GF, Aigner RM (1990) Grundlagen und Methodik der Skelettszintigraphie mit 99mTcPhosphat-Verbindungen. In: Brussatis F, Hahn K (Hrsg) Nuklearmedizin in der Orthopädie. Springer, Berlin Heidelberg New York Tokyo

Ganz, R, Lüthi U, Rahn B, Perren SM (1981) Intraartikuläre Druckerhöhung und epiphysäre Durchblutungsstörung: Ein experimentelles Untersuchungsmodell. Orthopäde 10: 6–8

Garden RS (1964) Stability and union in subcapital fractures of the femur. J Bone Joint Surg 46-B: 630–647

Garden RS (1971) Malreduction and avascular necrosis in subcapital fractures of the femur. J Bone Joint Surg 53B: 183–197

Görres S (1991) Nachsorge bei älteren Patienten nach Frakturen. Akt Traumatol 21: 112–117

Greenwald AS, Haynes DW (1972) Weight bearing areas in the human hip joint. J Bone Joint Surg (Br) 54: 157–163

Habush EJ (1952) Photoelastic stress and strain analysis in cervical fractures of the femur. Bull Hosp Joint Dis 13: 252–258

Hahn K, Bokisch A (1994) Skelettsystem. In: Büll U (Hrsg) Nuklearmedizin. Thieme, Stuttgart

Hasegawa Y, Wingstrand H, Gustafson T (1988) Scintimetrie in transient synovitis of the hip in child. Acta Orth Scand 59 (5): 520–525

Henard DC, Calandruccio RA (1970) Experimental production of röntgenographic and histological changes in the capital femoral epiphysis, following adduction, extension and internal rotation of the hip. J Bone Joint Surg (Am) 52A: 600–601

Hertz H, Poigenfürst J (1982) Der Einfluß der primären Reposition auf die Kopfnekrose nach Schenkelhalsbruch. Unfallchirurgie 8: 41–47

Hipp E (1962) Die Gefäße des Hüftkopfes. Z Orthop 96 (Beilageheft)

Hipp E (1964) Die Gefäße des Hüftkopfes, Anatomie, Angiographie und Klinik. Enke, Stuttgart

Hipp E (1966) Der Ramus profundus, anatomisch und klinisch gesehen. Fortschr Med, Bd 84

Howe WW, Lacey TH, Schwartz RP (1950) A study of the gross anatomy of the artery supplying the proximal portion of the femur and the acetabulum. J Bone Joint Surg 32A: 856

Hulth A (1956) Intraosseus venographies of medial fractures of the femoral neck. Acta Chir Scand Suppl 214

Hungerford DS (1980) Knochenmarksdruck, Venographie und zentrale Knochenmarksentlastung über der ischämischen Nekrose des Hüftkopfes, Orthopäde 9: 245–254

Huspy T, Hoiseth A, Fonstelien E (1987) Strength of femoral neck fracture fixation: Comparison of 6 techniques in cadavers. Acta Orthop Scand 58: 634–637

Hyrtl J (1856) Handbuch der topografischen Anatomie. Braunmüller Wien

Inoue A, Ono K (1979) A histological study of idiopathic avascular necrosis of the femoral head. J Bone and Joint Surg 61 B: 138

Jacqueline F, Rabinovitz TH (1973) Lésion de la hange secondaire a la fracture du col du femur. In: Proceedings of the first international symposion on circulation of bone. Toulouse, Editions Interns Paris, S 283

Jacqueline F, Rutishauser E (1971) Idiopathic necrosis of the femoral head, anatomipathological study. In: Zinn WM (ed) Idiopathic ischemic necrosis of the femoral head in adults. Thieme, Stuttgart

Jarvis A C (1983) Femoral neck fracture fixation: ? of techniques compare. JR Sotts Med 76: 643–646

Jeanneret B, Jakob RP (1985) Konservative versus operative Therapie der Abduktions-Schenkelhalsfrakturen. Unfallchirurg 88: 270

Jewett EL (1941) One-piece angle nail for trochanteric fractures. J Bone Joint Surg 23: 803–810

Johannsson SH (1932) The operative treatment of medial fractures of the neck of the femur. Acta Orthop Scand 3: 362–392

Jones PJ Jr (1985) Fat embolisme and osteonecrosis. Ortop Clin North Am 16: 595

Jones PJ Jr (1993) Fat embolisme, intravascular coagulation, and osteonecrosis. Clin Orth Rel Res 292: 294–308

Jones PJ Jr, Sakovich L (1966) Fat embolisme of bone. A röntgenographic and histological investigation with use of intra-arterial Lipoidol, in rabbits. J Bone Joint Surg 48 A: 149

Judet J, Judet R (1950) The use of an artificial femoral head for arthroplasty of the hip joint. J Bone Joint Surg 32B: 166–173

Judet J, Judet R, Lagrange J, Dunover J (1955) A study of the arterial vascularisation of the femoral neck in the adult. J.Bone Joint Surg. 37A: 663

Kalender WA, Süss C (1987) A new calibration phantaom for quantitative computed tomography. Med Phys 17: 863–866

Kawai K, Maruno H, Hirohata K (1983) Fat necrosis of osteocytes as a causative factor of idiopathic osteonecrosis of the femoral head in man. ORS 29th annual meeting, Anaheim California: 263

Kay SP, Hall JE (1971) Fractures of the femoral neck in children and its complications. Clin Orthop 80: 53

Kenzora JE, Steele RE, Yosipovitch ZH, Glimcher MJ (1978) Experimental osteonecrosis of the femoral head in adult rabbits. Clin Orthop 130: 8–46

Knief JJ (1967a) Quantitative Untersuchung der Verteilung der Hartsubstanzen im Knochen und ihrer Beziehung zur lokalen mechanischen Situation. Z Anat Entw-gesch 126: 55–80

Knief JJ (1967b) Materialverteilung und Beanspruchungsverteilung im coxalen Femurende. Densitometrische und spannungsoptische Untersuchungen.Z Anat Entw-gesch 126: 81–116

Kocher T (1886) Beiträge zur Kenntnis einiger praktisch wichtiger Frakturformen. Carl Sallmann, Basel, Leipzig

Körner L, Gunnar BA, Zetterberg C (1981) Hip Joint Pressure in Patients with intracapsular Femoral Neck Fracture Acta Orthop Scand 52: 687

Koo KH, Kim R, Cho, SH, Lee G, Ko GH (1994) Angiography, scintigraphy, intraosseus pressure, and histological findings in high risk osteonecrotic femoral heads with negative magnetic resonance images. Clin Orthop 308: 127-138

Kummer B (1962) Funktioneller Bau und funktionelle Anpassung des Knochens. Anat Anz 110: 261–293

Kummer B (1966) Photoelastic studies on the functional structure of bone. Folia biotheoretica 6: 31–40

Kummer B (1968) Die Beanspruchung des menschlichen Hüftgelenkes. 1. Allgemeine Problematik. Z Anat Entw-gesch 127: 277–285

Kummer B (1978) Mechanische Beanspruchung und funktionelle Anpassung des Knochens. Verh Anat Ges 72: 21–46

Kummer B (1985) Einführung in die Biomechanik des Hüftgelenkes. Springer, Berlin Heidelberg New York Tokio

Kuner EH, Muller B, Bonnaire F (1992) Mögliche Komplikationen bei der Schenkelhalsfraktur-Prophylaxe und Therapie. In: Rahmanzadeh, Meißner (Hrsg) Fortschritte in der Unfallchirurgie. Springer, Berlin, S 127–137

Kuner EH, Lorz W, Bonnaire F (1995) Schenkelhalsfrakturen beim Erwachsenen: gelenkerhaltende Operationen. I. Ergebnisse der AO-Sammelstudie mit 328 Patienten. Unfallchirurg 98: 251–258

Kyle RF (1986) Operative techniques of fixation for femoral neck fractures in young adults. Techniques Orthop 1(1): 33–38

Langenbeck B von (1878) Verh Deutsche Ges Chir 7: 92

Langer R, Scholz A, Langer M, Astinet F, Schwetlick G, Ferstl F, Felix R (1991) Superselektive intraarterielle DSA bei Femurkopfnekrosen und Schenkelhalsfrakturen. Rofo 154: 587–592

Langer R, Langer M, Scholz A, Astinet F, Schwetlick G, Felix R (1993) Femoral head perfusion in patients with femoral neck fracture and femoral head necrosis. JBR-BTR 76: 175–179

Lanz T von, Wachsmuth W (1972) Praktische Anatomie: Bein und Statik Bd. I Teil 4, 2.Aufl. Springer, Berlin

Larsson RM: Intramedullary pressure with particular reference to massive deer physial bone necrosis: Experimental observations. Ann Surg 108: 127

Leixnering M, Scheinlechner U, Schulz A, Poigenfürst J (1987) Ergebnisse der Schenkel-halsverschraubung. In: Beck E, Kuderna H, Schwarz N (Hrsg) Frühjahrstagung der Österr. Gesellschaft für Unfallchirurgie, Sobrunn 1987. Hefte zur Unfallchirurgie, Plast. u. Wiederherstellungschirurgie, Verlag Karl Sasse KG, Rotenburg/Wümme

Lequesne M, Cassan P (1973) La nécrose de la tête fémorale par contusion. Nouv Presse Med 2: 2513

Lipmann RR (1936) A new device for securing and maintaining compression in femoral neck fractures. J Mt Sinai Hosp 3: 65

Lloyd Roberts (1953) The role of capsular changes in osteoarthritis of the hip joint. J Bone Joint Surg (Br) 35B: 627–642

Lord G, Samuel S (1981) Encyclopédie médiochirurgical. Edition Technique, Paris

Lotz JC, Hayes WC (1990) The use of Quantitative Computed Tomography to estimate risk of fracture of the hip from falls. J Bone Joint Surg Vol 72 (A) No 5: 689–700

Lotz JC, Gerhart TN, Hayes WC (1990) Mechanical Properties of trabecular bone from the proximal femur: a quantitative CT study. J Comp Ass Tomo 14 (1): 107–114

Mankin HJ, Brower TD (1962) Bilateral idiopathic aseptical necrosis of the femoral head in adults: Chandlers desease. Bull Hosp Joint Dis 23:42

Manninger J (1987) Die Ergebnisse der notfallmäßigen Osteosynthesen. In: Beck E, Kuderna H, Schwarz N (Hrsg) Frühjahrstagung der Österr. Gesellschaft für Unfallchirurgie, Sobrunn 1987. Hefte zur Unfallchirurgie, Plast. u. Wiederherstellungschirurgie, Verlag Karl Sasse KG, Rotenburg/Wümme.

Manninger J, Kasar G, Nagy E, Zolczer L (1979) Die Phlebographie des Schenkelkopfes. Academiai Kiado, Budapest

Manninger J, Kazar Gy, Fekete Gy, Nagy E, Zolczer L, Frenyo S (1985) Avoidance of avascular necrosis of the femoral head, following fractures of the femoral neck, by early reduction and internal fixation. Injury 16: 437–448

Mc Kee G K, Watson-Farrar J (1966) Replacement of arthritic hips by the Mc Kee-Farrar prosthesis. J Bone Joint Surg 48 B: 245–259

Mc Kee GK, Watson-Farrar J (1966) Replacement of arthritic hips by the McKee-Farrer prosthesis. J Bone Joint Surg 18: 319–327

Meyer H v (1867) Die Architektur der Spongiosa. Arch Anat u Physiol 1867 (Reichert und Dubois-Reymond's Arch 615–628)

Minne HW (1992) Knochenbruch beim alten Menschen: Osteoporose und andere Ursachen; Medikamente und andere Therapien. In: Kuner EH (Hrsg) Kompendium zum Freiburger AO-Kurs. Thieme, Stuttgart

Moor R, Tepic S, Perren SM (1989) Hochgeschwindigkeits-Film-Analyse der Knochenbruchs. Z Unfallchir 82: 128–132

Moore AT (1952) Metal hip joint: new self-locking Vitallium prosthesis. Southern Med J 45: 1015–1019

Moore AT, Bohlman HR (1943) Metal hip joint, a case report. J Bone Surg 25: 688–692

Moser E, Schober O (1994) Dosisbedarf bildgebender Verfahren-Nuklearmedizin. Radiologe 34 (4) 212

Müller ME (1970) Die Untersuchung der unteren Extremität unter besonderer Berücksichtigung der Prüfung der Gelenkbeweglichkeit mit der Nulldurchgangsmethode. Schweiz Rundsch Med Prax 59: 526–530

Müssbichler J (1970) Arteriographic investigation of the hip in adult human subjects. Acta Orthop Scand Suppl 132

Nicolaysen J (1897) Lidt om diagnosen og behandlingen af fractura colli femoris. Nord Med Ark, 8: 1–19

Nicoll EA (1963) The unsolved fracture. J Bone Joint Surg 45 B: 239

Orthner E, Mayer R, Ortner F, Hertz (1987) Biomechanische Untersuchungen zur Versorgung medialer Schenkelhalsfrakturen mittels Verschraubung bzw. dynamischer Hüftschraube und Zugschraube. In: Beck E, Kuderna H, Schwarz N (Hrsg) Frühjahrstagung der Österr. Gesellschaft für Unfallchirurgie, Sobrunn 1987. Hefte zur Unfallchirurgie, Plast. u. Wiederherstellungschirurgie. Verlag Karl Sasse KG, Rotenburg/Wümme

Pauwels F (1935) Der Schenkelhalsbruch, ein mechanisches Problem. Enke, Stuttgart

Pauwels F (1948) Die Bedeutung der Bauprinzipien des Stütz- und Bewegungsapparates für die Beanspruchung der Röhrenknochen. 1. Beitrag zur funktionellen Anatomie und kausalen Morphologie des Stützapparates. Z Anat Entw-gesch 114: 129–166

Pauwels F (1964) Gesammelte Abhandlungen zur funktionellen Anatomie des Bewegungsapparates. Springer, Berlin Göttingen Heidelberg New York

Pauwels F (1965) Über die Verteilung der Spongiosadichte im koxalen Femurende und ihre Bedeutung für die Lehre vom funktionellen Bau des menschlichen Knochens.7.Beitrag zur funktionellen Anatomie und kausalen Morphologie des Stützapparates. Morphol Jahrb 95: 35–54

Pauwels F (1973) Atlas zur Biomechanik der gesunden und kranken Hüfte. Springer, Berlin Heidelberg New York

Pauwels F (1976) Über die gestaltende Wirkung der funktionellen Anpassung des Knochens. Anat Anz 139: 213–220

Pelzl H (1982) Die Femurkopfnekrose als Komplikation der medialen Schenkelhalsfraktur. Unfallchirurgie 8 (2): 105–111

Penschuk C (1982) Kompressionsosteosynthese mit 3 SpongiosaSchrauben. Unfallchirurgie 8 (1): 33–40

Penschuk C, Zilch H, Brenner M (1982) Langzeitergebnisse der Druckosteosynthese mit drei AO-Spongiosa-Schrauben bei Schenkelhalsfrakturen. Unfallchirurgie 8 (1): 33–40

Perren SM (1979) Physical and biological aspects of fracture healing with special reference to internal fixation. Clin Orthop Rel Res 138:175–196

Perren SM, Matter P, Ruedi R, Allgöwer M (1975) Biomechanics of fracture healing after internal fixation. Surg Annu 7: 361–390

Phemister DB (1934) Fractures of the neck of the femur, dislocations of hip and obscure vascular disturbancies producing aseptic necrosis of head of femur. Surg Gyn Obst 59: 415

Pohl E (1951) Verbindungsvorrichtung für gelenknahe Knochenbrüche. Deutsches Patentamt, Patentschrift Nr. 918531, patentiert im Gebiet der Bundesrepublik Deutschland vom 7.12.1951

Posner I, Griffiths HJ (1977) Comparison of CT scanning with photon absorptiometric measurement of bone mineral content in the appendicular skeleton. Invest Radiol 12: 542–544

Prodetti A (1961) An experimental study on the use of nails and bolt in the fixation of fractures of the femoral neck. Acta Orthop Scand 31: 247–271

Putti V (1942) Die operative Behandlung der Schenkelhalsbrüche. Enke, Stuttgart

Raaymakers ELFB (1988) Functional treatment of impacted femoral neck fractures. CIP data Koninklijke Bibliotheek, Den Haag

Raaymakers ELFB, Marti RK (1991) Non-operative treatment of impacted femoral neck fractures. J Bone Joint Surg (Br) 73 B: 950–954

Reichelt A (1969a) Die idiopathische Hüftkopfnekrose. Z Orthop ihre Grenzbeb 106: 273–295

Reichelt A (1969b) Die Prognose der Schenkelhalsfraktur. Arch Orthop Unfall-Chir 66: 243–258

Reimers C (1964) Erfahrungen mit der primären Doppelverschraubung als Gleitosteosynthese zur Vermeidung von Schenkelhalspseudarthrosen. Hefte Unfallheilkd 78: 138

Resch H, Sperner G (1987) Vergleichende Ergebnisse komprimierender und nicht komprimierender Operationsmethoden nach medialer Schenkelhalsfraktur. Unfallchirurgie 13 (6): 308–314

Richards RH, Evans G, Igan J, Shearer JR (1990) The AO-dynamic hip screw and the pugh sliding nail in femoral head fixation. J Bone Joint Surg (BR) 1990; 72B: 794–796)

Rösingh GE, James J (1969) Early phases of avascular necrosis of the femoral head in rabbits. J Bone Joint Surg (Br) 51-B: 165–174

Rösingh GE, Steendijk R, van den Hoff A (1972) Necrosis and deformation of the femoral head following fracture of the femoral neck: a morphological study. Arch Chir Neerl 24 (2):165–189

Roux W (1895) Gesammelte Abhandlungen über Entwicklungsmechanik der Organismen. Wilhelm Engelmann, Leipzig

Ruland LJ III, Wang GJ, Teates CD, Gay S, Rijke A (1992) A comparison of magnetic resonance imaging to bone scintigraphy in early post-traumatic ischemia iof the femoral head. Clin Orthop 285: 30–34

Rüter A, Kreuzer Z (1982) Schenkelhalsfrakturen beim Kind – Therapie und Ergebnisse. Hefte Unfallheilkd 158: 223

Rutishauser E, Jacueline F (1960) Experimentelle Untersuchungen über die Wirkung der Ischämie auf den Knochen und das Mark. Virch Arch Path Anat 333

Rydholm U, Wingstrand H, Egund N, Elborg R, Forsberg L, Lidgren L (1986) Sonography, arthroskopy, and intraarticular pressure in juvenile chronic arthritis of the hip. Acta Orthop Scand 57 (4): 295–298

Ryf Ch, Weymann A (1995) The Neutral Zero Method- A principle of measuring joint function. Injury (Suppl) 26: 11–11

Saito S, Inoue A, Ono K (1987) Intramedullary hemorrhages as a possible cause of necrosis of the femoral head. The histology of 16 femoral heads at the silent stage. J Bone Joint Surg 69B: 346

Santos J V (1930) Changes in the head of the femur after complete intraarticular fracture of the neck. Arch Surg 21: 470

Scharf W, Hertz H, Függer R, Schabus R, Wagner M (1984) Über Ursachen und Häufigkeit der aseptischen Hüftkopfnekrose nach medialer Schenkelhalsfraktur. Unfallheilkunde 87: 338–343

Schenk RK, Perren SM (1977) Biologie und Biomechanik der Knochenheilung an langen Röhrenknochen als Grundlage der Osteosynthese. Hefte Unfallheilkd 129: 29–41

Schmorl G (1924) Die pathologische Anatomie der Schenkelhalsfrakturen. Münch Med Wschr 40: 1381

Schulze CG, Siebler G, Kuner EH (1988) Zur Schraubenosteosynthese von Schenkelhalsfrakturen unter Berücksichtigung der DHS. Z Unfallchir Vers med Berufskr 81 (3)

Schumpelick W, Jantzen PM (1955) A new principle in the operative treatment of trochantereric fractures of the femur. J Bone Joint Surg 37 A: 693–698

Schwarz N (1979) Ergebnisse der Kompressionsosteosynthese an Schenkelhalsfrakturen

Senn N (1881) Fractures of the neck of the femur with special reference to bony union after intracapsular fractures. Trans Am Surg Assn 1: 333

Serre H, Simon I (1961) L'osteonecrose primitive la tete femoral chez l'adulte. Act Rheum Scand 7: 265

Sevitt S, Thompson RG (1965) The distribution and anastomoses of arteries supplying the head and neck of the femur. J Bone Joint Surg 47 B: 560

Siebler G, Kuner EH (1986) Erste Erfahrungen mit der Dynamischen Hüftschraube bei der Osteosynthese medialer Schenkelhalsfrakturen. Unfallchirurgie 12: 312

Siebler G, Buchartz M, Kuner EH (1987) Ergebnisse nach Osteosynthese medialer Schenkelhalsfrakturen mit der Winkelplatte. Chirurg 58: 738–743

Smith MD, Cody DD, Goldstein StA, Cooperman AM, Matthews L S, Flynn MJ (1992) Proximal femoral bone density and ist correlation to fracture load and hip screw penetration load. Clin Orthop Rel Res 283: 244–251

Smith-Petersen MD, Cavé EF, van Gorder GW (1931) Intracapsular fracture of the femur. Treatment by internal fixation. Arch Surg 23: 715

Sobotta J, Becher H (1972) Atlas der Anatomie des Menschen 1. Band-17. Auflage Urban und Schwarzenberg, München

Soto-Hall R, Johnson LH, Johnson RH (1964) Variations in the intra-articular pressure of the hip joint in injury and disease. J Bone Joint Surg (Am) 46: 509–516.

Speer KP, Spritzer ChE, Harrelson JM, Nunley JA (1990) Magnetic resonance imaging of the femoral head after acute intracapsular fracture of the femoral neck. J Bone Joint Surg 72 A 98–103

Statistisches Bundesamt (1993) Statistisches Jahrbuch 1992 der Bundesrepublik Deutschland

Steinmann F (1909) Zur Extension mit perforierendem Nagel. Zbl Chir 36: 519

Strömquist B (1983) Femoral head vitality after intracapsular hip fracture: 490 cases studied by intravital teracycline labeling an Tc-MDP radionucleide imaging. Acta Orthop Scand 54: Suppl 200

Strömquist B, Nilsson LT, Egund N, Torngren K-G, Wingstrand H (1988) Intracapsular pressures in undisplaced fractures of the femoral neck. JBJS (BR) 70B: 192–194

Strömquist B, Hansson LI (1984) Femoral head vitality in femoral neck fracture after Hook pin internal fixation. Clin Orthop Rel Research 191: 105–109

Strömquist B, Wingstrand H, Egund N, Carlin N-O, Gustafson T, Herrlin K, Nilsson LT, Thorngren K-G, Önerfäld R (1985) Traumatic hip joint tamponade. Acta Orthop Scand 56: 81–85

Stuart WJ (1933) Aseptic necrosis of the head of the femur following traumatic dislocation of the hip joint. J Bone Joint Surg 15: 413

Swiontkowski MF, Tepic S, Perren SM, Moor, Ganz R, Rahn BA (1986) Laser doppler flowmetrie for bone blood flow measurement: Correlation with microsphere estimate and evaluation of the effect of intracapsular pressure on femoral head blood flow. Journal Orthop Res 4: 362–371

Swiontkowski MF, Tepic S, Rahn BA, Cordey J, Perren SM (1993) The effect of fracture on femoral head blood flow. Osteonecrosis and revascularisation studied in miniature swine. Acta Orthop Scand 64: 196–202

Thompson F R (1952) Two and a half years' experience with a Vitallium intramedullary hip prosthesis. J Bone Joint Surg 36 A 489–502

Thornton L (1937) The tratment of trochanteric fractures of the femur. Two new methods. Piedmont Hospital Bull 10: 21–37

Tillmann B (1987) Untere Extremität, Hüftgelenk, Articulatio coxae. In: Rauber, Kopsch (Hrsg) Anatomie des Menschen, Bd. I Bewegungsapparat. Thieme, Stuttgart

Tronzo RG (1974) Hip nails for all occasions. Orthop Clin North Am 5 (3): 478–491

Trueta J (1957) The normal vascular anatomy of the human femoral head during growth. J Bone Joint Surg 53B: 358

Trueta J (1968) Die Anatomie der Gefäße des Oberschenkels und ihre Empfindlichkeit gegenüber traumatischer Schädigung. Hefte Unfallheilk 97: 18

Trueta J, Harrison MHM (1953) The normal vascular anatomy of the femoral head in adult men. J Bone Joint Surg. 35B: 442

Unfallheilkunde 82: 291–296

Van Audekercke R, Martens M, Mulier JC, Stuyck J (1979) Experimental study on internal fixation of femoral neck fractures. Clin Orthop 141: 103–212

Vegter J, Lubson C Ch (1987) Fractional necrosis of the femoral head epiphysis after transient increase in joint pressure. J Bone Joint Surg (br ed) 69B (4) :530–535

Viskelety T, Wouters H W (1969) Recherches expérimentales sur le développement de la nécrose ischémic de l'os. Rev Chir Orthop 55: 40

Voss H, Herrlinger R (1971) Taschenbuch der Anatiomie I, 14. Aufl. Gustav Fischer, Stutgart

Walmslay T (1928) The articular mechanism of the diarthroses. J Bone Joint Surg 10: 40–45

Wang GJ, Gutermann IA, Vinh TN, Sweet DE (1990) Modification of fatty accumulation within the osteocyte in steroid-treated rabbits using lipid-clearing agents. In: Arlet J, Mazieres B (eds) Bone circulation. Springer, Berlin Heidelberg New York Tokyo

Wenda K, Ritter G, Pedrosa P, Higer P, Kreitner KF, Storkel S (1991) Zur Interpretation kernspintomographischer Befunde in der Unfallchirurgie. Unfallchirurg 6: 302–307

White A (1849) Obituary. Lancet 1: 324

Whitman R (1906) Further remarks on the abduction treatment of fracture of the neck of the femur. Therap Gaz 22: 289–299

Whitman R (1925) The abduction treatment of fractures of the nech of the femur. Ann.Surg. 81:374

Wingstrand H, Egund N, Carlin NO, Forsberg L, Gustafson T, Sunden G (1985) Intracapsular pressure in transient synovitis of the hip. Acta Orthop Scand 56(3): 204–210

Wingstrand H, Strömquist B, Egund N, Gustafson T, Nilsson N T, Thorngren K G (1986) Hemarthrosis in undisplaced cervical fractures. Acta Orthop Scand 57: 305–308

Wingstrand H, Egund N, Forsberg L (1987) Sonography and joint pressure in synovitis of the adult. J Bone Joint Surg Br 69 (2): 254–256

Wolff J (1869) Über die Bedeutung der Architektur der spongiösen Substanz. Centralblatt med Wiss 54: 849–851

Wolff J (1892) Das Gesetz der Transformation der Knochen. Hirschwald, Berlin

Woodhouse CF (1961) An instrument for the measurement of oxygen engine in bone. A preliminary report. J Bone Joint Surg 43 A: 819–828

Zemansky AP jun, Lipmann RK (1929) Importance of vessels in the round ligament in the head of femur during periods of growth and their possible relationship to Perthes disease. Search Gynecol Obstet 48: 461

Zetterberg C, Andersen GBJ (1982) Fractures of the proximal end of the femur in Göteborg, Sweden 1940–1979. Acta Orthop Scand 53: 419

Ziegler R (1988) Kommentar zu „Consensus report" :Consensus development conference: prophylaxis and treatment of osteoporosis. Klin Wochenschr 66: 1044

Zilch H (1976) Verbessert die Kompressionsverschraubung die Prognose des medialen Schenkelhalsbruches? Unfallheilkunde(1976) 79: 263–269

Zilch H, Naseband K (1980) Mechanische Verhältnisse der Osteosynthese mit 3 AO-Spongiosazugschrauben nach Schenkelhalsfraktur. Akt Traumatol 10: 85–103

Sachverzeichnis